JN073962

病院＆クリニック

リーダー心得＆チームマネジメント術

医療機関の管理職・リーダーが知っておくべき

50の秘訣

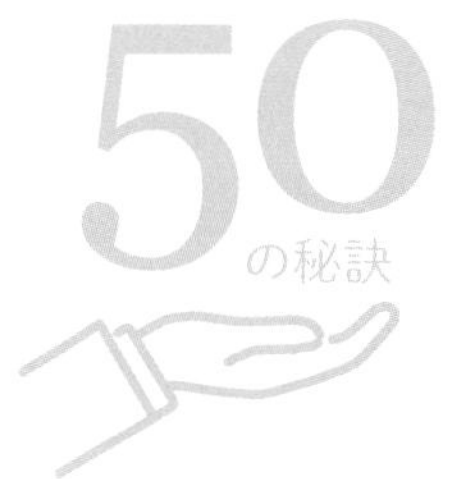

医学通信社

はじめに

〈医療機関のリーダーおよびリーダー候補の皆さんへ〉

本書は、病院やクリニックでチームリーダーの役割を担っている方と、これから担おうとされている方向けに、職場のリーダーとして必要な心構え・マネジメントスキルのノウハウをまとめたものです。医療機関で働く方を念頭におき、ケーススタディは医療の現場で起きそうなものを選択しましたが、内容の大部分はどの業種にも必要かつ役立つノウハウ集です。

業種や職種によって、職場で発生する課題には違いがありますが、「チーム」がある目的を達成するための「人の集まり」であることは共通です。人の生い立ち・価値観・考え方は十人十色なので、どんなチームであっても必ず問題が生じます。人間の行動は感情と勘定（損得）に大きく影響を受けるものです。したがって、どんなに上手く行っているように見えるチームでも、メンバー間の心理的な軋轢や葛藤が皆無ということはありません。もし皆無のように見えるのであれば、単にチームメンバーの各人がそれに上手に対処しているだけと考えたほうがよいでしょう。

メンバー間の心理的な軋轢や葛藤は、「悪」なのではありません。あって当然なものです。生い立ち・価値観・考え方が違うのですから、真剣に考えれば考えるほど意見に差が生じ、軋轢や葛藤は生まれやすくなります。軋轢や葛藤がないチームは、よほど成熟したチームか、その逆の（真剣さの足りない）未熟なチームのいずれかです。どんなチームにも、果たすべき役割・達成すべき目標が存在します。軋轢や葛藤が、チームの目標を原因として生まれることはあまりありません。むしろ、達成するための方策・手段や、メンバー間の感情（好き嫌い）を原因とするもののほうが多いと考えます。この軋轢や葛藤はチームの雰囲気や生産性に大きな影響を与えるので、上手に対処することが必要です。本書の大部分は、この対処ノウハウに関するものです。

２０１９年に日本中を沸かせたW杯ラグビー日本チーム。『ONE TEAM』という言葉が有名になりました。彼らのなかにも、強い軋轢や葛藤があったに違いありません。人生を賭けた戦いであればなおさらです。しかし、「グループリーグを突破してベストエイトに残る」という悲願（目標）の達成を最優先に考え、結果を出せるチームになったからこそ、強い軋轢や葛藤を乗り越えて本当の『ONE TEAM』になれたのだと思います。これがスポーツに限らず、良いチームを作り上げるための神髄ではないでしょうか。

これからリーダーを担おうとされている皆さんは、各々の職種でプロとして働き、職種ごとに必要な知識・技術・経験（一般的には「固有技術」と呼ぶ）については既に豊富に身に付けていらっしゃいますが、チームリーダーとして必要な知識・技術・経験（一般的には「マネジメントスキル」）についてはこれから身に付け、磨いていくことになります。よい選手が必ずしもよい監督になる訳ではないように、マネジメントスキルは固有技術とは別のスキルです。言い換えると、「チームリーダーとして、チームを良い方向に導いていくためのスキル」です。

既にリーダーである皆さんにとっては既知のことも多々あるかと思いますが、頭の整理・復習用教材として、またメンバーを指導する際の説明用サンプルとしてご活用下さい。

具体的には、「職場の人間関係」「育成」「接遇」「管理」という4つの切り口で、良いチームに導くためのノウハウを解説していきます。また、経営者や管理部門のリーダー向けの内容として、「働き方改革」「ハラスメント」「人事評価制度の構築方法」にも言及しております。より上位のリーダーを目指す皆さんにとっては必要となる知識ですので、最後までお付き合いいただければ幸いです。

ノウハウの解説をする前に、その土台となるチームリーダーとしての心構えと役割について最初に触れておきます。

〈医療機関の経営者様、事務長様、人事担当者様へ〉

本書は医療機関にお勤めの各職種のリーダーを読者に想定したものですが、職場リーダーを指導するお立場にある経営者・事務長・人事担当者の皆さんにも是非お読みいただきたいと思っています。

一般企業・医療機関ともに、現場を実際に動かしているのは、様々な役割を担ったチームですが、医療機関には一般企業とは異なった特徴があります。

一般企業でのチームは「組織」が単位となっています。研究・開発・製造・営業・事務等、職種は分かれていますが、仕事は「組織」で行うため、個人個人の役割は状況に応じて変動します。例えば設計技術者が営業職に同行して客先を訪問することはめずらしいことではありません。常に競合他社との競争があり、社内の関連部門との調整が必要という背景から、仕事を行うこと、学ぶことのなかにマネジメントスキルがかなり含まれています。具体的には、チームの動かし方、他部署との連携、決定権限規程に基づく手続、競合他社の分析等です。これらは日常業務と切っても切れない関係です。

もちろん、医療機関にも組織はあります。管理部門は一般企業と同様の組織。現場部門は、一般企業的に表現すると、病棟事業部、外来診療事業部、救急事業部、在宅事業部、健診事業部等の事業部組織。

医療機関の特徴は、この事業部に加えて、診療科という医師の専門性に基づくチームと、看護部・放射線部といった職種（国家資格等）単位のチームがマトリックスで組み合わされた組織である点です。また法令によって、各職種が行える業務範囲が定められている、という点が一般企業とは異なります。

筆者が人事担当として、各職種のリーダーの皆さんと一緒に仕事をしていて感じるのは、職場の人間関係トラブルの対処や他部署・他職種との連携を苦手にされている方が比較的に多いということです。各職種のプロで経験も豊富なのに、なぜだろうかと不思議でした（本文でも解説している、カッツ理論の「人間関係力」の部分です（第2章「1　3つのスキル」参照）」。

医療機関や職種によって様々だとは思いますが、命を預かる仕事であるが故に、職種のプロとしての役割を果たすこと、スキルを磨くことが優先で、マネジメントスキルをあまり意識して学んでいない段階で役職に就く傾向があるのではないかと考えるようになりました（あくまでも筆者個人の仮説です）。

職場のリーダーとして必要な「人間関係力」は、考え方やノウハウを知っているだけでも実力はアップし、問題への対処の仕方が大きく変わります。元々優秀な方々なので、何とかわかりやすい教材はできないか、苦手意識を払拭できないかと考え、試行錯誤しながら作成した教材が本書の基になりました。

職種のプロとして役割を果たしていただくことはもちろんですが、チームリーダーとしてどのような役割を果たしてほしいか、これを指導するのは経営者様・事務長様・人事担当者様の大事な役割です。お読みいただきたい理由はそこにあります。

本書は、マネジメントを初めて経験する方にも理解しやすいように、専門用語は極力使わず、できるだけ実務に則した解説に努めました。是非ご一読いただき、現場のキーマンである各職種のリーダーのマネジメントレベルを向上させるツールとして、本書をご活用いただければ幸いです。

1　チームリーダーの心構え

①問題から逃げない！
②目の前の出来事に一喜一憂しない！
③何か問題が起こっても慌てずに、まず「大丈夫、なんとかなる！」と声に出して言う！

社会人としては若手であるかもしれませんが、皆さんは少なくとも20年以上の人生経験があると思います。学校のクラブ活動や地域のコミュニティなどで、既にリーダーを経験してきた方もたくさんいらっしゃるはず。そういう意味では、皆さんは既にチームマネジメントの経験とスキルをお持ちです。会社（医療機関等）と学校のクラブ活動とでは、属する組織の性質は違いますが、構成するメンバーが「人」であることには変わりありません。

右記の①②③は至極当たり前のことですが、とても重要です。

①問題から逃げない！

問題解決の先頭に立つ覚悟と、チームの責任者として**叱られ役を引き受ける覚悟**が必要ということです。この心構えは、**リーダーとしてメンバーに信頼してもらえるかどうかを決定づけるもの**、と言えるほど大切です。

②目の前の出来事に一喜一憂しない！

リーダーがどっしり構えているチームはピンチに強い。リーダーの感情の動きがそのままそのチームの感情の起伏になります。**感情の安定**がとても大切です。

③何か問題が起こっても慌てずに、まず「大丈夫、なんとかなる！」と声に出して言う！

内心はアタフタしていても、「大丈夫、なんとかなる！」と声に出して言うと、不思議なことに冷静さを取り戻せます。また、あなたのその声を聴くことで、メンバーも安心します。

リーダーだからと言って、スーパーマンである必要はありません。問題解決が苦手な方もいるでしょう。率先垂範は大切ですが、すべてを自分でやることがリーダーの役割ということではありません。問題解決が得意なメンバーがいれば、その人に中心的役割を担ってもらい、リーダーのあなたは全面的にバックアップする。それでも良いのです。どんどんメンバーの力を借りましょう。

チームが問題解決に向かって動き出せるように、口火を切り、旗を掲げて誘導するガイド役とも言えます。次項からマネジメントスキルを高めるためのノウハウを解説していきますが、**ノウハウを知らなくても、右記の心構えさえあればなんとかなります。逆に、いくらノウハウを学んでも、右記の心構えを実践できなければ、そのノウハウは何の役にも立ちません。**メンバーから信頼されることが何よりも大切なのです。

リーダーとしての心構えをもつことが、メンバーからの信頼を勝ち取るための第一歩です！

2 チームリーダーの役割

①なんとかやりくりしてチームの役割を果たす
②自分の後任候補育成
③目の前の問題解決
④判断者（選択者）
⑤少し先の未来の姿を描いて示す

チームリーダーとしてやるべきことは、業種・職種や所属するチームによって異なります。メンバーが2～3名の小さなチーム、数十名の大きなチーム、複数のチームを内包するさらに大きなチーム等々、チームの規模や構造は様々です。属するチームによってチームリーダー（例えば、部長と課長、技師長と技師主任、看護師長と看護主任等）の**役割**は異なりますが、**共通的に必要**とされるものをまとめると次のとおりです。

①なんとかやりくりしてチームの役割を果たす

大きなチームでも小さなチームでも、チームには必ず果たすべき役割があります。日々予期せぬ課題が発生し、役割を果たすことは簡単ではありませんが、チームに与えられた資源（人、時間、金、設備、情報等）をフル活用して、なんとかやりくりして役割を果たす。これがチームリーダーの一番大きな役割です。

②自分の後任候補育成

メンバーの育成がリーダーの役割であることは当然ですが、重要にもかかわらず忘れがちなのは、自分の後任候補の育成です。これはチームを強くするだけでなく、自分自身をレベルアップさせるのにとても有効です。なぜなら、育成・指導するためには、リーダーとしてどのように行動すべきかを自問自答することになるからです。まずは、自分が意識しないと教えることはできません。

自分の後任（次期リーダー）候補を見極め（複数名でも可）、まずは**自分が一時的に不在の場合に代行**を任せられるレベルを目標に次期リーダーを育てて下さい。最初は比較的容易な業務を任せることから始めて、徐々に代行できる業務を増やしていく。**自分自身は、一段上のリーダーの代行ができるようになることを目標**とする。代行ができるためには、「実務知識」と「心構え」の両面が必要です。「**④判断者（選択者）**」でも述べますが、リーダー不在の場合は**「自分がリーダーに代わって判断・指示をする！」**という意識をもたせることが、後任育成の大切なポイントです。

メンバーにも同じことを求めましょう。自分が一時的に不在の場合に代行を任せられるように後輩を指導／育成する。**仕事を通しての育成が最も有効**です。できる仕事の幅と奥行きが大きくなることこそ**成長**ですから、「先輩やリーダーが担当する業務の一部を代行できるように鍛えること＝**育成**」と考えて下さい。

チームメンバーが同じ方針で各々指導を行うことがチームの人財育成であり、チームの総合力を高めることにつながります。

③目の前の問題解決

育成と同様に重要なリーダーの役割として、**「問題解決の牽引役」**があります。一言で「問題」と言っても幅がとても広いのですが、ここでは目の前で起こっている「問題」を指します。例えば、ミスをして患者に迷惑をかけてしまった（インシデント／クレーム）、職場の動線が長いため効率が悪い（職場環境の問題）、職員間の感情的なトラブル（人間関係の問題）……等々。

問題解決のためには、目の前で起こっている現象への対処、真の原因の発見、再発防止策の立案と実行が必要ですが、**リーダーとして一番大切なのは、問題から目を背けずに率先して「解決」のために行動する、という心構え**です。一人で抱え込むのではなくチームメンバーに仕事を割り振って、協力を得つつも**最終的な問題解決責任は自分**にあるという意識をもつことです。

問題解決を通して、チームの仕事の質や効率がアップしていきます。チームリーダーはその牽引役なのです。

④判断者（選択者）

何か問題が発生したとき、知恵を絞って対策案を考えます。しかし、なかなか万能薬のような案はありません。A案・B案・C案、それぞれにメリット・デメリットがあって判断に迷います。しかし、複数の選択肢からどれかを選んで対処しなければなりません。まずは、**判断（選択）から逃げない**こと。メンバーはあなたの決断、あなたからの指示を待っています。

自分の手には負えないと判断して上位リーダーに相談するのも重要な選択肢ですが、**緊急時には自分の判断で決める**のがチームリーダーに求められる役割です。

※ 対外的な問題（患者、取引先、行政等）で、影響が大きく独断での対応が禁じられている場合は、相手に「上長の指示を仰ぐ」ことを伝えたうえで、上位リーダーや関係者に報告・相談し、指示を仰ぐことが必要です。

⑤少し先の未来の姿を描いて示す

具体的に言うと、「来年の今頃には、うちのチームは～～になっていればいいね」を考え、メンバーにわかりやすく示すということです。

〈クリニック職員の例〉

・来年の4月を目標として、レセプトを5日までに完了できるチームになろう!

・来年の4月までに、査定/返戻率を半減しよう!

・来年の4月までに、全助手がメインの担当科とは別の科も担当できるようになろう!

部署によって描く姿は異なるとしても、視線を斜め上にあげて、少し先の未来に実現したい姿を描き、チームメンバーと共有することは、チームリーダーのとても重要な役割です。**「近い未来の姿=目標」**であり、目指すべき姿と進むべき方向をチーム全体で共有することは、とても価値の高いことです。また、漠然とした未来にしないために、「いついつまでに」という時期も目標に含めましょう。

目の前の問題解決だけでなく、チームが目指す姿を描いてチームメンバーと共有する。役職が上になるほど、この役割は重要度を増します。一般的には**「ビジョン」**と言われますが、堅苦しく考えずに、気楽に**「こうなればいいね!」**を考えてみて下さい。

これらの5点は、皆さんにとって当たり前で目新しいことではないと思いますが、実践するのは簡単ではありません。とても大切なことで、意識するだけで自然と皆さんの行動が変わるはずです。メンバーがリーダーを見る目も変わってきます。是非、この5点を意識するようにお願い致します。

小さいチームであってもリーダーを担当するのは大変ですが、**リーダー経験はあなたの人生にとっての大きな財産**になります。自分はリーダーを担当するんだという覚悟さえあれば大丈夫。自信をもって、あなたらしいリーダーシップの取り方を見つけて発揮して下さい。

目次

第2章　育成……57

第3章　接遇（クレーム対応）

第4章　リーダーに必要な管理スキル ……… 111

第5章　働き方改革 ……… 147

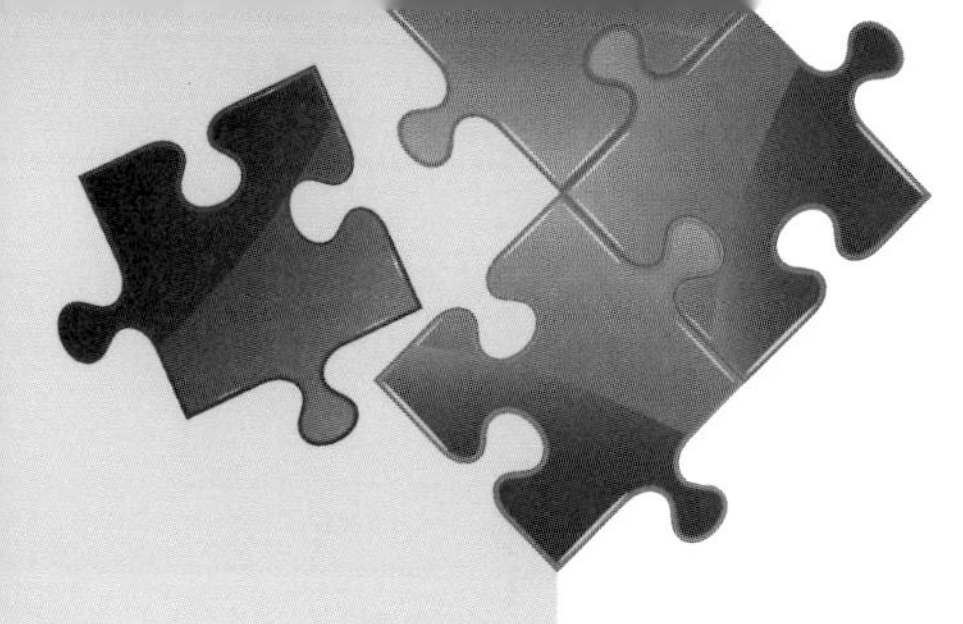

序章

ここはチームワークがいいね！見ていて気持ちがいいよ。

「ここはチームワークがいいね！　見ていて気持ちがいいよ」。患者からこう言われる職場は、どんな職場でしょうか。皆さんの職場を頭に浮かべていただいて、チームワークについて考えてみましょう。

質問1　メンバーのみんながテキパキと動いていますか？
質問2　お互いに声を掛け合い、フォローし合っていますか？
質問3　真剣な表情だけど、目が合うとお互いに微笑交換していますか？
質問4　1人に伝えられた情報（依頼・問合せ・指示事項等）は、必ずみんなに共有されていますか？

この4つの質問にすべて「YES！」と答えることができた方は幸せですね。とても良いチームで働かれていると思います。患者や他チームの方から見て、チームワークがいいと感じる特徴がこの4点です。

問題を抱えていない職場はありません。メンバーの生い立ち・価値観・考え方・性格は十人十色ですから、多少のギクシャクはあっても当たり前です。しかし、価値観が様々なメンバーの集まりであったとしても、「私達はこの4点を大切に思い、それを実践するチームです」という価値観を共有できれば、「チームワークがいいね」と言われるチームになる道が拓けます。

質問の意味について考えてみましょう。

質問1　メンバーのみんながテキパキと動いていますか？

メンバーのその日の役割が明確で、やるべき事とその手順が頭に入ってないと、テキパキと動いているように見えません。動きの早さではなく、無駄な動きが少ないと、テキパキ動いているように見えます。スポーツで喩えると、チーム戦術をメンバー全員が理解し、迷いなく連動して動いているイメージです。

この質問にＹＥＳと答えるためには、**職場のルールや業務手順がマニュアル等にしっかりとまとめられており、メンバーに共有**されていることが必要です。

質問2　お互いに声を掛け合い、フォローし合っていますか？

お互いにフォローし合うためには、チームの今の状況を３６０度カメラのように見る目が必要です。見えなければフォローできません。自分の担当業務をこなしつつ、誰か困っているメンバーがいないか、困っている患者はいないかと、周りを観察することが「気配り」です。

忙しいなかでも気配りをできるようになるためには、精神的なゆとりが必要です。自分のことに精一杯だと、周りに意識を向けることはできません。気配りをするためには、**個のスキルを高める**ことが必要条件。それに加えて、フォローし合うことが大切だと思えることが十分条件です。

質問3　真剣な表情だけど、目が合うとお互いに微笑交換していますか？

「笑顔」には、メンバー間に価値観や性格の違いによるギクシャクがあったとしても、それを溶かす魔法の力があります。ちょっとしたアイコンタクトの時にも笑顔。その2人には、言葉ではない瞬間的なコミュニケーションが成立します。

「大丈夫?」「問題ないよ、そっちは?」「こちらも順調だよ」——こんな感じでしょうか。

そんな2人を見た人は、お2人の間に信頼関係が構築されていることを感じます。文字にすると大袈裟に見えますが、このちょっとした笑顔の交換が、チームの雰囲気にとても良い影響を及ぼします。チームワークを滑らかにする潤滑剤が笑顔なのです。

質問4　1人に伝えられた情報（依頼・問合せ・指示事項等）は、必ずみんなに共有されていますか？

チームワークが良いと感じる一要素として、「**情報共有**」があります。共有されていないと、連携が悪い、個々が好き勝手に動いているという印象を与えます。「笑顔」「気配り」は個人個人の意識の持ち方で実践可能ですが、「**情報共有**」**は何らかの仕組みが必要**です。

そもそも、情報やノウハウは個人に到達し、個人に蓄積される性質があります。それ故に、情報共有するためには、仕組み・仕掛けが必要となる訳です。皆さんの職場でも、朝礼・夕礼・申し送りノート、掲示板等、情報共有の仕組みを運用されているはずです。マニュアルも、個人のノウハウをチームのノウハウに昇格させてチーム共有するためのツールと言えます。

以上をまとめると、キーワードは**笑顔**・（個のスキルに裏打ちされた）**気配り**・**情報共有**です。特別なことではありません。きっと当たり前のことと感じられることだと思います。

しかし、この当たり前のことを大切に思い、実践し続けることは容易ではなく、メンバー全員で取り組まないと実現できません。患者から「チームワークがいいね！」と言っていただける職場は、メンバーにとっても働きやすい職場のはずです。その意味でも、笑顔・気配り・情報共有はチームにとって非常に大切なのです。

そして、その牽引役がリーダーである皆さんです。

不思議なことに、**チームの雰囲気に与えるリーダーの影響力はとても大きい**のです。明るく元気なリーダーだと、チームも自然と明るい雰囲気になっていきます。リーダーがルーズだと、それがメンバーに伝染していきます。リーダーもチームメンバーの1人に過ぎませんが、リーダーという役割を担ったとたんに影響力が大きくなるのです。

「ここはチームワークがいいね！　見ていて気持ちがいいよ」と患者に言われるチームの実現。筆者の願いはこの1点にあります。この実現のために、日々起こる問題にどのように対処すべきか。その考え方とノウハウをご紹介していきます。

当たり前のことですが、どんなに優秀で理性的な人であっても「感情」があります。その「感情」の状態が、その人・チームのパフォーマンスに大きな影響を及ぼします。その意味で、本書はメンバーの感情に「どのように寄り添ったら良いか」をテーマにしているとも言えます。

本書でご紹介する「考え方」「ノウハウ」はすべてのケースに適用できる「公式／正解」ではありません。もっと適切なものがきっとあると思います。本書がリーダーである皆さんの「考えるヒント」になることを切に願っております。

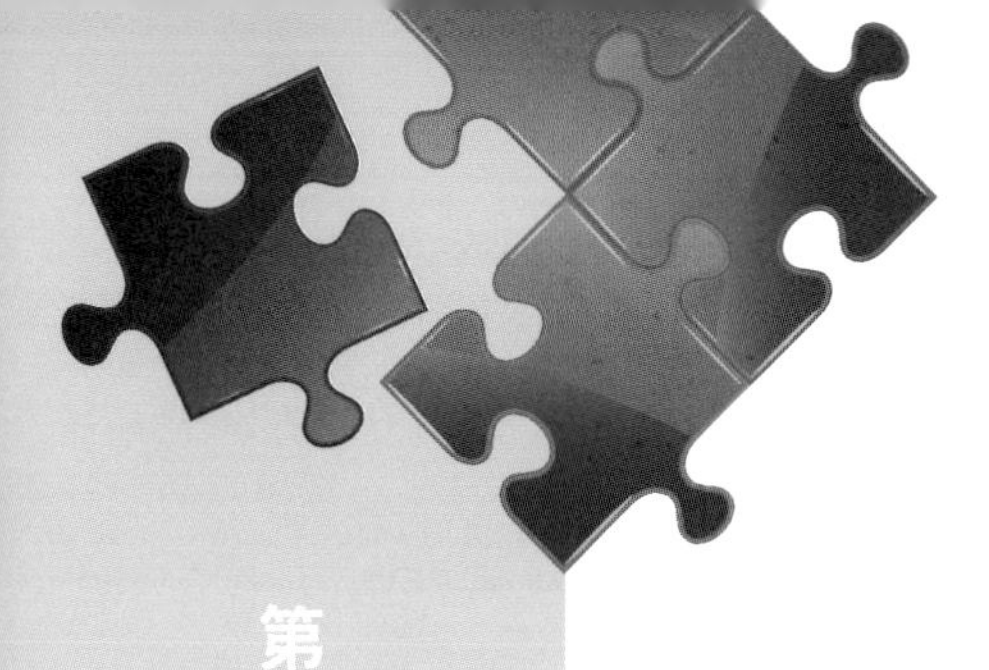

第1章

職場の人間関係

チームの雰囲気やチームとしての成果を生み出す力は、職場の人間関係の状態に影響されます。チームメンバーの個々の力が高くとも、チームの人間関係に問題があると仕事の流れがギクシャクし、成果の質と量が落ちてしまいます。本書の冒頭でも述べたように、軋轢や葛藤は「悪」ではありませんが、チームワークに悪影響を及ぼすことは避けなければなりません。本章では、どこの職場でも起こりうる人間関係の問題を取り上げ、ケーススタディの形式で対処の考え方とノウハウを解説していきます。

本書では、職場の人間関係トラブルを4つに分類しています。

①キッカケはどうあれ、一方的なものではなく、お互いに無視し合うなどの双方向トラブル　↓ケース①
②一方的な攻撃（ハラスメント）で、被害者が表沙汰にするのを望まないもの　↓ケース②
③職場の秩序・雰囲気を乱す行動を繰り返す問題職員　↓ケース③
④一方的な攻撃（ハラスメント）で、被害者または関係者による相談と希望により対応するもの　↓第6章

④のハラスメントについては、法によって事業主に対する責務が定められていますので、法の要請事項を含め、「第6章　ハラスメント」にて解説します。

職場の人間関係トラブル

キッカケはどうあれ、一方的なものではなく、お互いに無視し合うなどの双方向トラブル。

【ケース①　青空クリニック　看護師長の困惑】

ベテラン看護師のAさんと新人看護師のBさんが険悪な雰囲気になり、挨拶をしない、目も合わせない、業務上必要な情報伝達さえしない。チームの他のメンバーも困惑している。

・Bさんは3カ月前に入職した新人だが、総合病院での勤務歴が3年。基本的な手技は習得している。
・師長はベテランのAさんをBさんのプリセプター（指導役）に任命。
・2人の関係は問題ないように見えたが、1カ月を過ぎた頃から、ギクシャクし出した。
・師長は2人の間に何が起こったのかを確認するために面談を行うことにした。

①Aさんとの面談

師長　Bさんと何かあったの？　様子が変ですよ。

A　Bさんはここに向いていないと思います。病院と違ってここでは看護師の業務範囲は広いです。病院では助手が行う仕事も、ここでは看護師がやることが多々あります。彼女はそれが嫌なんです！

と、AさんはBさんへの不満をぶちまけた。

師長　もう少し具体的に教えて。

A　自分の気に入らない仕事については、教えてもメモを取ろうとしないんです。まるで、自分のスキルを高める為だけにここにいるみたい。この間の内視鏡後処理でのインシデントもそれが原因です。

師長　そう、それは困ったわね…。私からも注意しておきます。

②Bさんとの面談

師長　3カ月経ちましたね。慣れましたか？

B　はい、お陰様で。

師長　何か困っていることはありませんか？

B　……

師長　Aさんと上手くいってる？　何となく、ギクシャクしているように見えるんだけど。

B　このクリニックで働くことには何の不満もありませんが、Aさんの指導を受けるのは正直嫌です。プリセプターを変えてほしいです。

師長　どういうこと？

B　Aさんは、「あなたは看護師に向いてない」と言いました。多分、内視鏡の片付けで私がミスをしたのが理由だと思いますが、ひどすぎます！

師長　そのミスの原因は、あなたがしっかりメモを取らなかっ

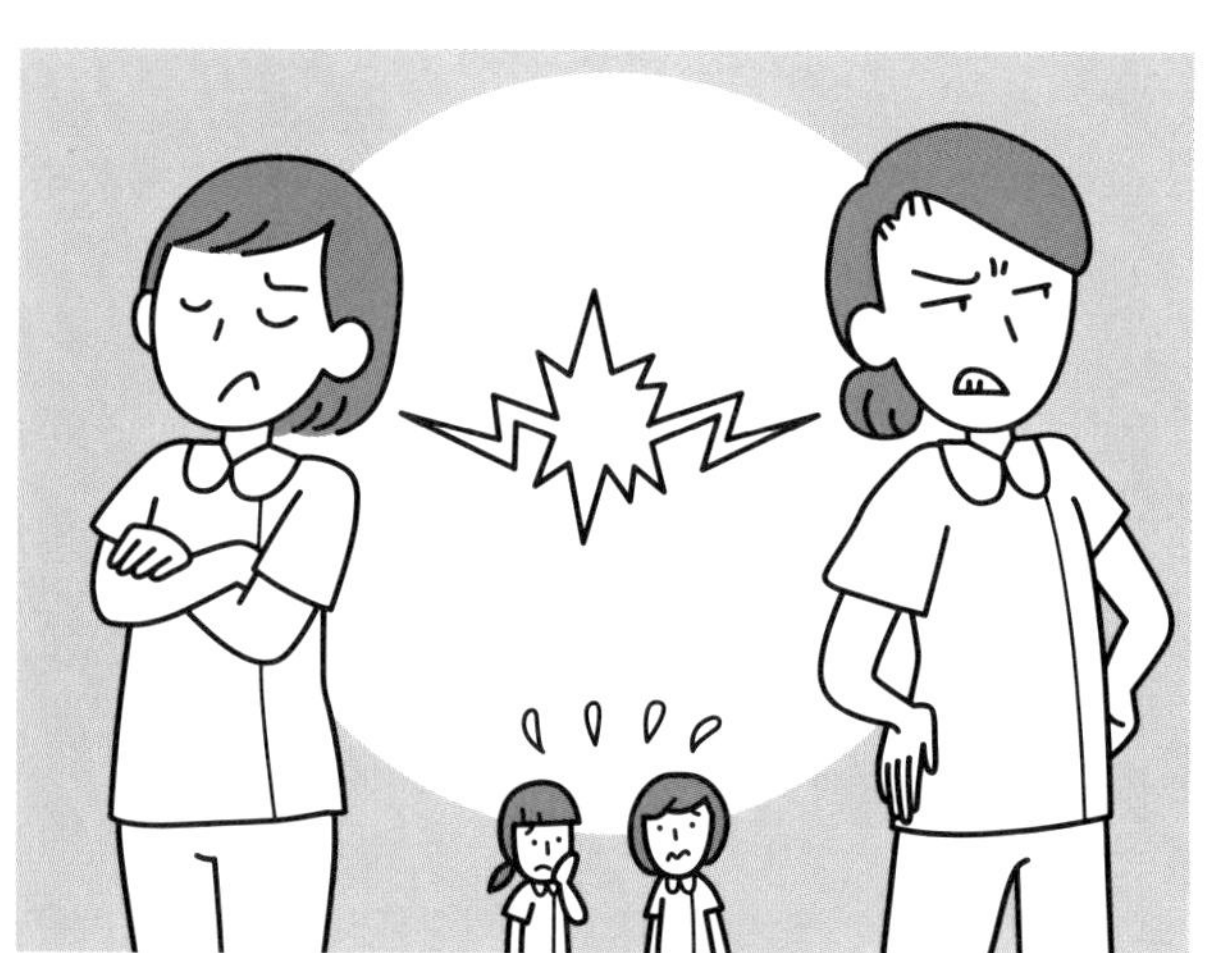

たから？

B　Aさんがそう言ったんですか？　やっぱり、あの人はそういう人なんです。教え方が早口で、一気にまくし立てるので、その場でメモなんかできません。メモは帰宅してから、思い出しながら作成しています。ほらっ、見て下さい！

Bさんの差し出したメモ帳をみると、しっかりと整理されているが、大切なルールが所々抜けている。

師長　わかりました。Aさんと話してみますね。

師長は２人のトラブルの原因を突き止めるべく、何が問題だったかを確認するために、何度も２人と面談を重ねたが、２人の主張はことごとく食い違い、関係はますます悪化していった。

(1) ケース解説

師長の判断と行動は一見問題ないように見えますが、２人の関係は改善するどころか悪化しています。どうすれば良かったのでしょうか。

師長が最初にとった行動は、Aさん・Bさんとの面談です。何が2人の間に起こっているのか、その原因は何なのかを知る目的でした。この面談自体には特に問題はありません。ヒアリングに徹しています。

まず、右記の会話から読み取れることをまとめてみましょう。

・Aさんは、Bさんが仕事の選り好みをしている、と思っている。（感情）
・Aさんは、Bさんがメモを取らないのは、その仕事をするのが嫌だから、と思っている。（感情）
・Aさんは、Bさんがメモを作成していることを知らない。（事実）
・Aさんは、Bさんがミスをしたのは Bさんの怠慢と我儘にあり、メモを取らずに適当に仕事をしていることが原因、と思っている。（感情）
・Bさんは、Aさんが「あなたは看護師に向いてない」と言ったことに強く憤っている。（感情）
・Bさんは、教えられたことをまとめたメモを作成しているが、部分的に重要なことが漏れている。（事実）
・Bさんは、メモ帳をAさんに見せて内容の確認をしてもらっていない。（事実）

面談の目的は、２人の現在の感情と事実を知ることにあります。感情の発露としての発言には、本人の勘違いや思い込みによるものが含まれている可能性がありますので、そのまま鵜呑みにしてはいけません。感情発言と客観的な事実とを区別することが必要です。しかし、どんな事実・出来事がキッカケでギクシャクが生じたのかを推測するには、感情発言は役に立ちます。

師長は、なんとか２人の仲を改善させようとして、次のように考えました。

・Aさんに対して、「あなたは看護師に向いてない」発言がBさんをひどく傷つけたことを伝え、Aさんに反省を求める。
・Aさんに対して、Bさんは仕事の選り好みをしているのではなく、ちゃんとメモを作成していたことを伝える。
・Aさんに対して、Bさんがメモを取らなかったのは、教え方が早すぎてメモを取る余裕がなかったことが理由だと伝える。

・Bさんに対して、「あなたは看護師に向いてない」発言については、Aさんに対してきびしく注意をしたことを伝える。

・Bさんに対して、メモには不備があり重要なルールが抜けていること、作成したメモをAさんに見せてチェックしてもらう必要があったことを伝える。

つまり、AさんBさんの双方に反省すべき点と勘違いがあるので、誤解を解けば改善すると判断したのです。

実はこの判断が結果的に問題をこじらせました。

・Aさんは、「あなたは看護師に向いてない」発言を全否定し、「そんなこと言うわけないじゃないですか！」と逆に大いに憤慨しました。

・Bさんは、それに対して強く反発しました。

・Bさんの「教え方が早すぎる」発言に対して、Aさんは「嘘ばっかり言う！」と強く反発をしました。

誤解を解くつもりだったのが、言った・言っていないの水掛け論となり、火に油を注ぐ結果に。

(2) 人間関係トラブルへの対処手順

手順① 人間関係トラブルについて、何が原因だったのかを深く追求・分析することは賢明な方法ではない。火に油を注ぐことになりかねない。原因追求はいったん横に置き、現実に起きている困った現象（問題行動）を把握する。

まず現実に起きている困った現象（問題行動）の把握を行います。具体的には、当事者にヒアリングをする前に、チームの他のメンバーにヒアリングを行い、挨拶をしない／目を合わせない／情報伝達が途切れる／他のメンバーもピリピリしている――等の現象を把握します。

手順②　困った現象を防止するルールを考える。

チームメンバーを困らせている現象を把握できたら、その現象を防止するためのルール（2人に守ってもらう約束）の案を作ります。

例

・挨拶をしない　→　出勤、退勤時はもとより、仕事中で顔を合わせたときも、必ず挨拶をすること（「お疲れ様」の一言でもよい）。
・目を合わせない　→　挨拶をするときは、必ず目を見て笑顔で。
・情報伝達　→　チームで決まっている情報伝達（申し送り）は必ず行う。
・他メンバーに相手の悪口を言う　→　少なくとも職場では相手についての噂話をしない。
・物に当たる　→　落ち着いて。マイナス感情は出勤時に家に置いてくること。

問題となっている言動を防ぐシンプルなルールを考えることが大切です。シンプルであるほど、当事者もルールを守れないとは言えなくなります。まずは行動・態度を変えてもらうことを考えましょう。笑顔での挨拶、目を見て話す、報連相は幼稚なルールに思えるかもしれませんが、職場での人間関係トラブルの改善にはとても効果があります。

手順③　当事者の個別ヒアリングを行う。人間関係トラブルは相互関係から生じるため、片方が100％悪いということは少ない。双方に言い分があるが、事実なのか感情の発露なのかを区別することが大切。

当事者（Ａ／Ｂ）と個別に面談を行い、ケーススタディのように、「感情発言」と「事実」を抽出します。面談の際には、できるだけヒアリングに努めて、意見を言うのは控えること（一方の主張しか聞いていないので）。当事者間で起こった出来事は、当事者しか知りません。その出来事に対して、Ａさんの感じたこととＢさんの感じたことが異なっても不思議ではありません。誤解や勘違いがあったとしても、その感情は本人にとっては本物です。

手順④　現実に起きている困った現象を防止するためのルール（２人に守ってもらう約束）を示し、遵守を約束させる。

当事者（Ａ／Ｂ）と個別に面談を行い、手順②で作成したルールを示し、その遵守を約束させます。

「お２人の間に起こったことはお２人にしかわかりません。誤解や勘違いもあるように思えます。今問題なのは、お２人の関係がチームの業務運営に悪影響を及ぼしていることです。ここは職場ですので、ルールを守って下さい。仕事でしょ！」

手順⑤　当事者の行動について具体的な問題があった場合は、その具体的事由について個別に指導を行う。

例

Ａさんに対して……私に言ったように、あなたはＢさんに「ここには向いていない」と言ったのかもしれません。それをＢさんは「看護師に向いていない」と取ったようです。いずれにしても、「向いていない」という表現は、相手の努力・能力・今後の成長可能性を否定するものです。プリセプターとして、絶対に使ってはいけません。ミスの原因がメモを取っていなかったと思うのなら、それを指摘する。そうすれば、メモ帳の存在がわかり、メモに不備があることも確認できたはず。ミスを指導する（叱る）時は、感情を切り離すことが大切です。

秘訣1　人間関係トラブルへの対処

1. 現実に起きている困った現象（問題行動）を把握する。
2. 困った現象を防止するルールを考える。
3. 当事者の個別ヒアリングを行い、事実と感情の発露を区別して把握する。
4. 困った現象を防止するためのルールを示し、遵守を約束させる。
5. 当事者の行動に問題があった場合、その具体的事実について個別指導を行う。

Bさんに対して……仕事に遠慮は不要です。メモ帳を早めにAさんに見てもらうことが必要でした。そうすれば、大事なルールの抜けに気付くことができ、メモを取る余裕がない事情も伝えられたかもしれません。

双方向の人間関係トラブルは、相手に求めるだけでは改善できません。自分の表情／態度も原因の一部であること、自分も表情／態度を変える必要があることをわかってもらいましょう。

(3) 対処手順の考え方

この手順の根底にある考え方は、

・私達はプロのチームである。
・仕事に個人的感情を持ち込まない。
・チームを正常の状態に戻すことを優先する。
・当事者間の感情問題は、当事者に任せる（立ち入らない）。
・当事者の言動に具体的な問題がある場合は、その具体的事由について指導を行う。

つまり、**「仲直り」を目指していない**のです。必要な指導は行うが、あくまでもプロとして、**チームメンバーとしてふさわしい行動を求める**。これがこの手順の考え方です。

私達には、必ず長所と短所があります。短所も含めてお互いに信頼し、認め合う。これがプロのチームです。その意味で、個人の感情（好き嫌い）は、どうでもいいことです。もちろん、仲が良いに越したことはありませんが、大切なのはチームが正常に機能すること、チームとしての実力を向上することだと思います。

2　職場の困ったちゃん対応

一方的な攻撃（ハラスメント）で、被害者が表沙汰にするのを望まないもの。

ケース②　青空クリニック　医事主任の困惑

今年、青空クリニックには医療事務系の専門学校を卒業した新卒２名（Aさん、Bさん）が配属された。育成を任された主任は、入職３年目の先輩であるTさんをAさんのトレーナーに指名して、医事の基本スキルを指導させることにした。

ある日、Aさんが目を真っ赤にして主任のところにやってきた。

A　主任、ご相談があります。お時間よろしいでしょうか。

今にも泣き出しそうな様子に主任は驚いた。

主任　Aさん、大丈夫？　目が真っ赤よ、どうしたの？

A　Tさんのことなんです。出勤時と退勤時には必ず挨拶に行くんですが、目を逸らせて挨拶を返していただけません。

主任　えっ、本当に？　何か作業の途中で気が付かなかったんじゃないの？

A　私も最初はそう思って、気にしないようにしていたんですが…。Bさんには、挨拶を返しているんです。

主任　そうなのね…。他に困ったことはある？

A　はい、ご相談は挨拶のことではありません。今日の昼休みなんですけど、休憩室でお弁当を食べていたら、Tさんが私に聞こえるように、他の先輩達に向かってこう言ったんです。「今年の新卒はレベルの差があるわねぇ。Bさんは覚えがいいけど、Aさんは何度も同じことを質問してくる。何回教えたら覚えてくれるの？　トレーナーの私の身にもなってよ」と。

主任　まぁ、そんなことを…。わかりました。辛い思いをさせてごめんなさいね。私に任せて。

A　お願いします。でも、私が主任に相談したことをTさんには知られたくないんです。

主任　わかりました。私に任せてね。

　ところが、早くAさんを救いたい思いから、正義感の強い主任はすぐに動いた。日頃から毒舌傾向のあるTさんを指導すべく、主任は、他の人に気付かれないように空いている診察室にTさんを呼び出した。

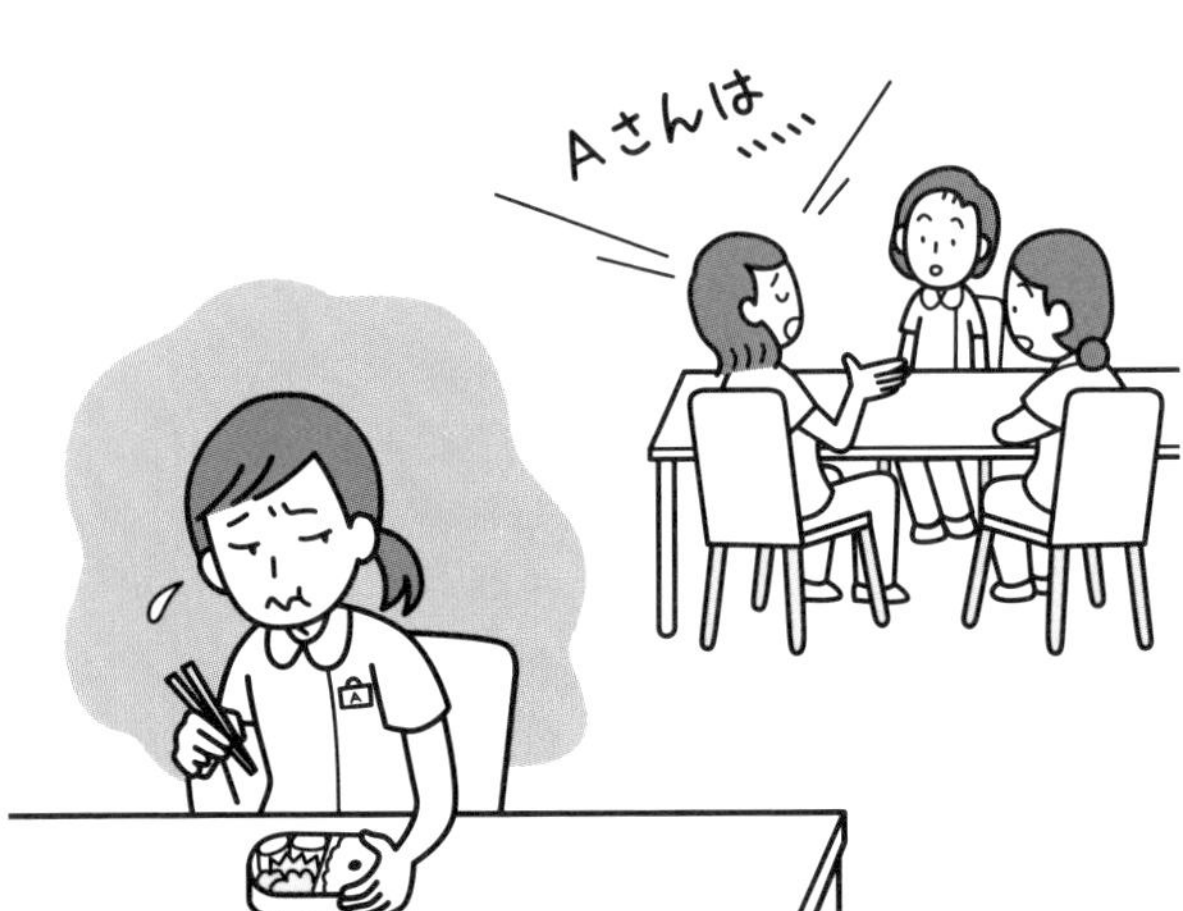

主任　Aさんのことなんだけど。ＯＪＴの進捗は順調？
Ｔ　はい、なんとか。Ｂさんと比較すると遅れ気味ではありますけど。
主任　そう。宿題はちゃんとこなしてる？
Ｔ　宿題の薬剤についてはは自宅学習をしっかりやっているようですが、会計や電話応対など、患者対応が苦手なようです。声も小さいし、性格が内向的なのが原因かもしれません。ちょっと心配です。
主任　まぁ、始まったばかりだから、ゆっくり育てていきましょう。ところで、今日の昼休みに、Ａさんに聞こえるようにＢさんと差があるとか、何度も同じことを聞いてくるとか言ったでしょ？　聞きましたよ。そんなことを本人に聞こえるように言ったら駄目じゃない。挨拶も無視してるらしいじゃない。いったいどういうつもり？

Ｔさんの表情がサッと変わった。

Ｔ　そんなこと言ってないし、挨拶無視なんかしてません！　主任はどうして決めつけるんですか。そんなに私が信用できないのなら、トレーナーを外して下さい。

主任は、Ｔさんの反論に対して何も言えないことに気付いた。あとになって、昼休みで一緒だったろう人達にそれとなく探りを入れてみたものの、関わり合いになりたくないのか、皆知らないと答えるのだった。

（1）ケース解説

主任は早く問題解決をすべく、すぐに行動に移しました。それ自体は間違ってはいませんが、大切なことを2つ忘れていました。

まず1点目。Aさんは本件を表に出したくなかった。主任に相談したことを、特にTさんに知られたくなかった。結果的にAさんの切実な思いを無視してしまいました。

2点目。当事者にすぐにヒアリングを行うのではなく、ケース①でご紹介したように、まず現実に起きている困った現象を把握することから始めるべきでした。人間関係トラブルにおいて、何が起こったのかは基本的には当事者しか知らないことが多いのです。

このケースでは、Aさんの主張と悲しみは真実なのかもしれません。しかし、主任が目撃したものでない限り、一方の主張です。

まずは、**2人の様子を注意深く観察して、少なくとも挨拶の有無や、TさんとAさんの相手に対する態度をチェック**すべきでした。また、一方の主張を鵜呑みにして、それを前提に話をするのはご法度です。

やってはいけないことをわかったうえで、上長のいない場所だけでこのケースのような言動をするのは、悪質です。しかし、現場を直接見たわけでなく、被害当事者や一部の職員からの訴えの場合、注意の仕方に工夫が必要です。このケースのように、Aさん以外からAさんの主張を裏付ける情報を得られなかった場合は、次のような指導方法をお勧めします。

「最近、［新卒の2人を比較して、どっちが覚えがいいとか、何度も同じことを聞くとか］、噂話をすることがあったようです。誰かはわからないけど困ったものね…。もしそういう場面に出くわしたら、注意してあげてね」（笑顔）

※ ［　］の部分を置き換えれば汎用的に使えます。

これは、相手に逃げ道を用意したうえで、上長に知られてしまったかもと本人に思わせる手法です。同じことを繰り返した時に、強く指導するための布石でもあります。また、この言い方をすると、主任が誰から聞いたか、Tさんにはわかりません。これも大きなメリットです。

また、Tさんに右記の指導を行ったあと、Aさんにそっと声を掛けて、「今日帰る時、私に挨拶してから、その後に普通にTさんに挨拶してみて。私がちゃんと見ておくから」と伝えましょう。

Tさんは、主任から間接的な注意を受けたことで、Aさんに対する態度を気にしだしているはずなので、かなりの確率で挨拶を返すと予想されます。そうであれば、薬が効いたことになります。もし、挨拶を返さなければ、その事実に基づいて、遠慮なくしっかりと指導しましょう。

人間関係トラブルでは、原因をハッキリさせることが、必ずしも問題の解決につながるわけではありません。親が子供の失敗を知らないフリして見守るように、同じ問題行動をさせないように誘導するほうが、結果的にAさんを救うことにつながることもあるのです。

ケースの例では、AさんがTさんへの不満を主任に訴え、それを丸々信じた主任が一方的にTさんを叱った、という構図になります。たとえAさんの主張が正しかったとしてもです。

ここでご注意いただきたいことがあります。

このケースでは、

・当事者間で起こったことを確認できない。
・Aさんは、話を大きくしたくないと希望している。
・Tさんの非常識な言動を止めさえすれば、Aさんを救済できると見込まれる。

という前提で対処例を示しました。

しかし、再発を止めたとしても、Aさんの心の傷が大きく、回復までに時間を要するような場合には、「困った行動」では済まされず、ハラスメントとして対処することが必要です。その場合の対処法については、「第6章　ハラスメント」で解説します。

（2）対処の考え方

このケースのように、上長に隠れての嫌がらせへの対処はむずかしい。特に、Aさんのように被害者が表沙汰になるのを望まない場合は、事実関係の調べようがありません。事実関係の確認はできなくとも、被害者側の訴えがおおよそ事実だと推定できれば、前述のような指導法が使えます。

何が起こったのかは正確にはわからないが、同様のことの再発は防ぎたい。原因と思われる人を問い詰めるのではなく、相談を持ち掛けるようにして問題行動があったことを伝える。

「誰が言ったのかはわからないけど、なんとかしなきゃ。ねぇ、相談に乗ってよ」という体裁で話しかけると、言われた本人はホッとしながらも、「マズイ」と感じるはずです。

（3）チームワークを乱す困った行動

前記のケースのほかにも、チームワークを乱す困った行動があります。

・職場や休憩室で上司／同僚の悪口を言うことが多い。

- **自分の権利は強硬に主張するが、チームの円滑な運営には非協力的。**
- **挨拶をしない。**
- **自分の好き嫌い（人／仕事）を露骨に示す。**
- **特定個人の人格を貶めるような言動をする。**
- **何度注意しても職場のルールを破る。**

これらの言動はチームワークを乱し、「職場の雰囲気」を一気に悪くさせます。放置すると、気配りができてチーム運営に協力的な人ほど傷ついていきます。**ケース①**でご紹介したような職場の人間関係トラブルの多くは、このような言動が発端で生じます。

不思議なことに、仕事自体はしっかりできる人が前述のような言動をするケースが多いように思います。力のある職員だから影響力も大きく、注意しづらい。これらの言動をどう改善させるか。万能薬はありません。やるべきことは、**「具体的な言動に対して具体的に注意し、今後同様の言動を慎むことを約束させる」**。この「約束」が再発の抑止力になります。これをコツコツと積み重ねるしかありません。

できればその場で注意する。「褒めるときはみんなの前で、注意するときは一対一で」の原則に則って、他の人に聞かれない状況を作って指導して下さい。その場での指導が一番効果的です（第２章「８　褒める・叱る　のルール」参照）。

本ケースは、問題となる言動が実際にはどうだったのかを確認できませんでした。これがこのようなケースのむずかしい点です。Ａさんの心のフォローは行うとして、問題行動の再発を防止できれば事態を改善できる可能性が出てきます。

秘訣２　問題行動の再発防止方法

❶具体的な言動を具体的に注意し、今後同様な言動を慎むことを約束させる。

ケースでご紹介した方法がベストというわけではありません。Tさんの性格によっては主任のやり方が正解という場合もあるかもしれません。人間関係トラブルに対処する場合、機械故障やミスのトラブルシューティングを行うときとは異なり、原因を追求することよりも、当事者を含めたチームの状態を良好にすることを主眼に置いて考えるほうが、改善への近道だと思います。

職場のルールを守らず、問題行動を繰り返す職員

就業規則を含めた職場のルールを守らない職員に対しても、そのつど、事実に基づいて注意・指導を行うことが原則です。もちろん、不注意でルール違反をしてしまうことは誰にでもあります。しかし、何度注意しても遅刻する、休憩時間内に職場に戻らない、勤務時間中の私事など、不注意のレベルを超えた問題行動を繰り返す職員に対しては、よりきびしい対処が必要となることがあります。

ケース③　青空病院　診療放射線技師長の困惑

青空病院には、レントゲン室、CT室、MRI室が離れて設置されており、各々の施設に1名ずつ診療放射線技師をシフトで配置している。レントゲン室には、日頃から問題行動を繰り返すA技師が配置されていた。

MRI室で待機している技師長に、連絡が入った。

助　手　技師長、レントゲン室前の待合にいる患者様から待ち時間が長過ぎると言われたので、なかを覗いたんですが、技師さんの姿が見えません。

技師長は、嫌な予感を胸に、小走りでレントゲン室に向かった。

技師長は、レントゲン室の技師控え室を抜けて、撮影室の扉を開けた。そこには、撮影台の上で横になって寝ているA技師の姿が。

技師長　Aさん、何やってるんですか！　もう休憩時間は終わってます。患者さんがお待ちです！

A技師　あぁ、技師長。わかりました。

A技師は、気怠そうに撮影オーダー伝票に目を通し、待合の患者に声を掛けて、業務を開始した。技師長は急いでMRI室に戻り、業務を再開した。夕方、MRI撮影の予定がすべて終わった頃、医事課長から電話があった。

医事課長　今日のお昼頃にレントゲンで大変待たされた患者さんから、会計時に強いクレームがありました。

技師長　お待たせした患者さんがいるのは知っています。

医事課長　お待たせしただけなら、まだいいんですが、A技師は謝ることもせず、非常に面倒くさそうに患者さん

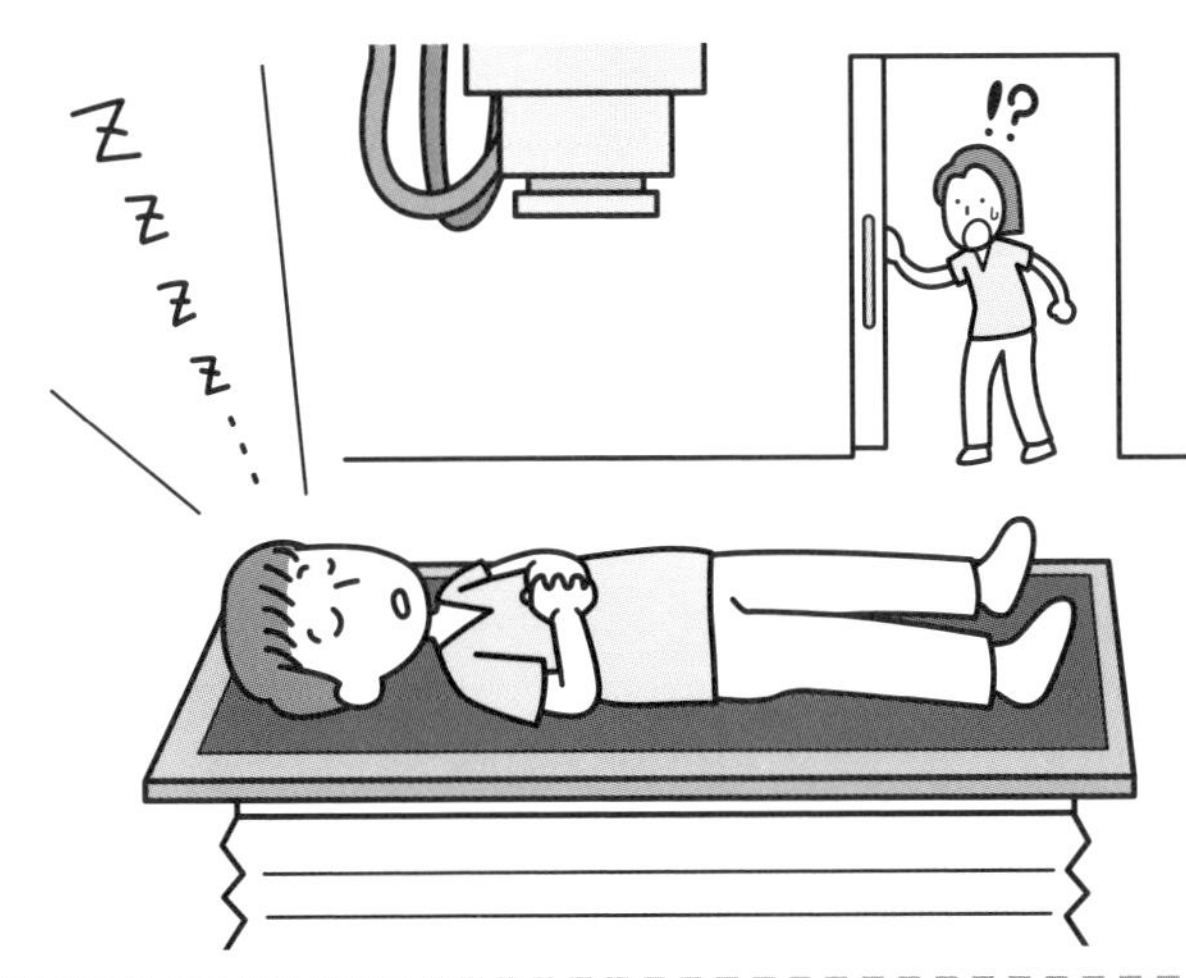

に対応したらしいです。クレームは、その態度に対してでした。

技師長は途方に暮れた。A技師は、ひと月ほど前にも休憩時間内に職場に戻ってこないことがあり、注意をしていた。それだけでなく、仕事中にスマホをいじっていたという話や、遅刻している時にわざとタイムカードの打刻を忘れたフリをするなど、良くない話を聞かされていたからだ。技師長はA技師へのきびしい処分を求めるために事務長に相談したが、処分はむずかしいということだった。

（1）問題職員への対応原則

ケースの解説の前に、問題職員への対応原則について考えてみます。

①問題行動の再発防止のためには

問題行動が生じた場合、反省を求めることも大切ですが、同様の行動を二度と起こさせないことが必要です。**ケース①②**でも紹介したとおり、「具体的な言動について具体的に注意して、以後同様な言動を慎むことを**約束させる**」ことが、問題行動対処の原則です。話せばわかる職員であれば、口頭での簡単な注意でも再発は防げるかもしれませんが、問題行動を繰り返す職員の場合は、注意の仕方に工夫が必要です。

工夫1　注意・指導をする際、場所を用意して、副技師長と2人で対応する。これは、「覚えていない」「聞いてない」などを防止するためです。

工夫２　必ず、「二度と行わないことを約束します」と、約束させる。
工夫３　指導を行ったあと、必ず指導メモを作成する。

「指導メモ」に記載する内容。
・ルール違反の事実と日時
・指導した内容
・本人に約束させたこと
・指導した日
・同席者

かなり面倒そうに見えますが、手帳への簡単なメモでも構いません。
※最小メモ例　12月10日発生○○の件で本人に指導／本人約束／副技師長同席／12月12日

②きびしい処分をするためには
職場での指導で改善せず、懲戒処分等のきびしい処分を行おうとする場合、次の２点が必須条件となります。

条件１　ルール違反の問題行動に対して、上長が本人に対して指導を行ってきたこと
条件２　指導記録を作成していること

懲戒処分は、各法人が自由にできるものではなく、労働法規による制約があります。ルール違反の内容によっ

秘訣3　問題職員への対応

❶本人が問題行動を認める場合、再発防止の約束をさせる。
❷認めない場合、客観的な証拠に基づき厳重に注意する。
❸証拠がない場合、本人の主張を聞いたうえでルールを再確認する。
❹指導メモは必ず残しておく。

秘訣4　指導メモのポイント

❶第三者が見て指導内容が分かるものが望ましいが、最小でも次の内容は必要。
最小メモ例：12月10日発生○○の件で本人に指導／本人再発防止約束／副技師長同席／12月12日

ても異なりますが、きびしい処分（退職勧奨、解雇等）を行うためには、その根拠となる証拠が必要です。前述した「指導メモ」は、処分の正当性を判断する重要な証拠となるのです。

以上を踏まえてケースを見てみましょう。

(2) ケース解説

A技師は、過去に何があったかはわかりませんが、仕事への誠意や情熱を失っているようです。昼休みは自由に過ごして良い時間であるため、昼寝自体に問題があるわけではありません。寝過ごして患者に迷惑をかけたことが問題行動であることはもちろんですが、反省や患者へのお詫びの気持ちがないことはもっと問題です。医療機関としては、きびしく注意をして、仕事に取組む姿勢を改めさせる必要があります。

このケースに限れば技師長の判断と行動に特に問題はありません。足りなかったとしたら、お待たせした患者に直接お声を掛けて、お詫びをしておくべきだったことぐらいでしょう。

しかし、指導という観点では、前述の**工夫1～3が足りなかったと言えます**。スマホをいじっていたこと、勤怠申請に不審な点があったことを聞いたのであれば、本人への聞き取りを行い、認める場合には再発防止の約束をさせる。認めない場合、他の職員からの複数の証言や客観的な証拠があれば、それに基づききびしく注意することができます。

そういう証拠がない場合は、決めつけや深追いは無用です。本人の主張を聞き入れたうえで、ルールの再確認を行いましょう。ルールの再確認を行っておくことで、再びルール違反をした場合にきびしく注意することが可能になります。

さらに、必ず指導メモを残しておくことが必要でした。処分がむずかしいという事務長の判断は、具体的な問題行動の多くが未確認であったことと、指導の履歴を記したメモが無かったことが理由でした。

頻繁に起こることではありませんが、問題行動は患者に迷惑をかけるだけでなく、チームワークを乱すことになります。弱腰で不公平だと、リーダーへの信頼が揺らぐ恐れもあります。再発防止対策の原則と工夫を知っていれば、むずかしいことではありません。自信をもって対処に臨みましょう。

職場の人間関係ストレスに悩む部下への指導方法

皆さんが必ず向き合うことになる「職場の人間関係ストレス」についてです。生い立ち・価値観・考え方・性格が異なる人達と一緒に過ごす訳ですから、合う／合わない、好き／嫌いの感情が生じるのは自然なことです。ご承知のとおり、仕事にはストレスが付き物です。チームで働く仕事において、人間関係ストレスのない仕事はありません。ストレスに振り回されるのではなく、上手に付き合うコツをご紹介したいと思います。

ケース④　青空病院　整形外科　リハビリ室　理学療法士長の困惑

最近、A療法士がイライラしていて、B療法士のほうを怖い目つきで睨んでいることが時々あることに、リハビリ室のリーダーである理学療法士長は気付いた。Aさんほどではないが、他のメンバーもBさんと距離を置き、Bさんが一人浮いているように見える。

A療法士　士長、ご相談があります。
士　長　どうしたの、Aさん。
A療法士　Bさんのことです。何とかなりませんか？　口を開けば人の悪口ばかり。もう我慢の限界です！　一緒に仕事したくありません！
士　長　Bさんねぇ…。悪い奴じゃないんだけど、後ろ向き発言は多いね。
A療法士　わかっているんだったら、注意して下さいよ。一日中一緒にいて、ずっと悪口を聞かされる身にもなって下さい。患者さんからも、「あの人、変わってますね」と言われるぐらいです！
士　長　あいつの性格だからなぁ。以前注意したことがあるんだけど、「自分でもわかっているが、性格だから治らない」って言ってた。まぁ、気にするな。
A療法士　どうして私が我慢しなければいけないんですか！

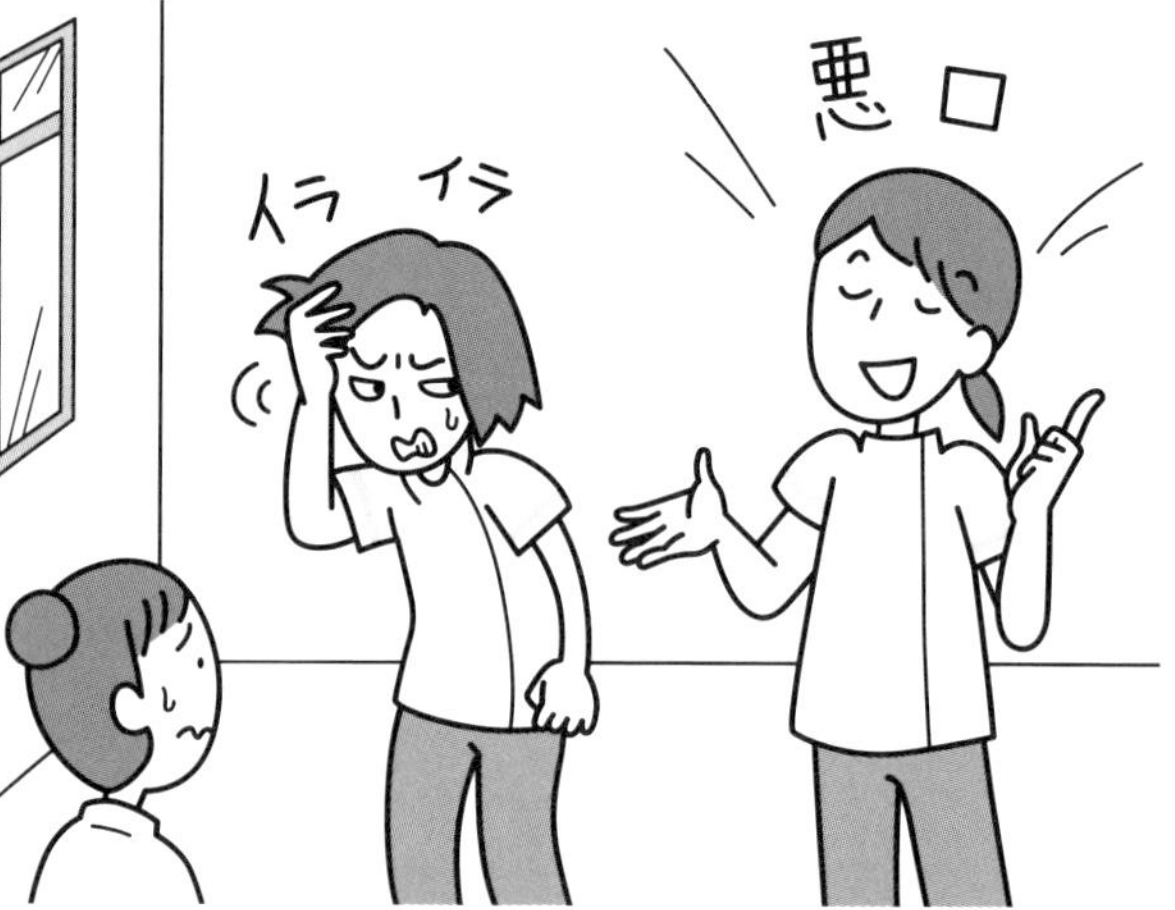

あの人は放置なんですか！

士　長　あんまり神経質にならずに聞き流せ。たいしたことじゃないよ。

Aさんはかなりストレスが溜まっていて、悪口を聞かされることだけが嫌なのでなく、Bさんの顔を見るのも嫌になっているようだった。

(1) ケース解説

士長の対応にはいくつか問題があります。
・性格だから治らないというBさんの言い訳を認めてしまっている。
・Aさんが強くストレスを感じていることに気付いているのに、その感情を軽視している。
・チームの生産性に影響が出ていることを過小評価している。

ケース①で解説したように、まず「現実に起きている困った現象を把握」しましょう。
・Bさんがチームのなかで浮いている。
・Bさんは自分が浮いていることに気付いていない様子。
・Aさんだけではなく、他のメンバーも少なからずBさんを起因とするストレスを抱えている。
・リハ室を利用する患者にもチームのギクシャクした雰囲気が伝わっている。

リーダーとして、Bさんの問題行動を止めなければなりません。指導しても、「私の性格なので、変えることができません」という場合、どう対処すべきでしょうか。

その場合は、次のように対応するのが良いと思います。

「**性格は変えなくてもいいが、行動・態度は変える必要がある**。演じればいいんです。仕事中は必要なことだけを話すようにしなさい。悪口を言いたくなったら、鏡のところに行って、笑顔の自分を見なさい。そして、今日一日、にこやかな青年を演じるんだと、自分に言い聞かせなさい。これは**人間関係を円滑にするためのテクニック**です。これも社会人として必要なスキルですよ」

性格を否定するのではなく、スキルを身につける、というように指導すると、受け入れてもらいやすくなります。


さて、本ケースの主題である「ストレスを抱えているAさんへの対応方法」です。Bさんへ指導したことを伝えても、不快な感情やストレスは簡単には消えないかもしれません。そのような場合、次のように話してはいかがでしょうか。

「**大切なのは、まずあなたの心のなかのモヤモヤを解消することです。楽しくない思い・感情を抱え続けるのは損ですよ**」


不快な感情は簡単に消すことはできません。理性でコントロールすることもむずかしい。しかし、同じ感情でも、損得勘定を使うと、腹を立て続けるのがバカバカしいと思いやすくなります。

もし、Aさんがストレス耐性の弱いタイプ（ストレスを感じやすい）であれば、次の説明をしてあげて下さい。ストレスとの付き合い方がわかるだけで、ストレス耐性は強化できます。

（２）ストレスとの付き合い方

一つの出来事に対してそれをストレスと感じるかどうか、その感じる程度の強弱は人によって異なります。自分にとっては取るに足らない些細なことでも、別の人にとっては大きなストレスであるかもしれないのが、この問題のむずかしさです。

筆者の経験でお話ししますと、ストレス耐性のタイプは４分類できるように思います。

第１類型　ストレスを感じにくい　かつ　解消上手
第２類型　ストレスを感じにくい　かつ　解消下手
第３類型　ストレスを感じやすい　かつ　解消上手
第４類型　ストレスを感じやすい　かつ　解消下手

ストレス感受性（**敏感**／**鈍感**）**とストレス解消力**（**上手**／**下手**）の２軸で考えると、ストレスとの付き合い方が理解しやすくなります。

ストレス感受性は、性格や生い立ちなど長い時間を経て形作られてきたものであるため、簡単に変えることはできません。「**もっと、ストレスに鈍感になれ！**」**と言われても、簡単にできることではありません。**

しかし、ストレス耐性は、ストレス解消力によってかなり変えることができます。**図表１**の第４類型に該当する人でも、ストレスを上手に解消する技術／手段を身につければ、短期間で第３類型（ストレス耐性を「中」レベルに引き上げることができます。

「自分はストレスに弱い」と思っている方も心配する必要はありません。ストレス感受性が敏感で元々のストレス耐性が強くなくても、いろいろなストレスに触れてその解消を積み重ねていくと、第４類型から第３類型へ成長していきます。さらには、第１類型に近づいていきます。つまり、かつては強いストレスであったことも、自然とストレスと感じなくなってくるのです。ウイルスに対して抗体ができるのと似ています。上手に解消さえすれば、ストレスは怖くないのです。

ストレスの原因となっている人や事象のことをストレッサーと呼びますが、ストレッサーが上司や同僚の場合、その存在を取り除いたり無視したりすることは困難です。取り除けないのなら自分が去ったほうが簡単ということで、職場の人間関係ストレスを理由として退職に至るケースも少なくありません。

図表１　ストレス耐性の４類型

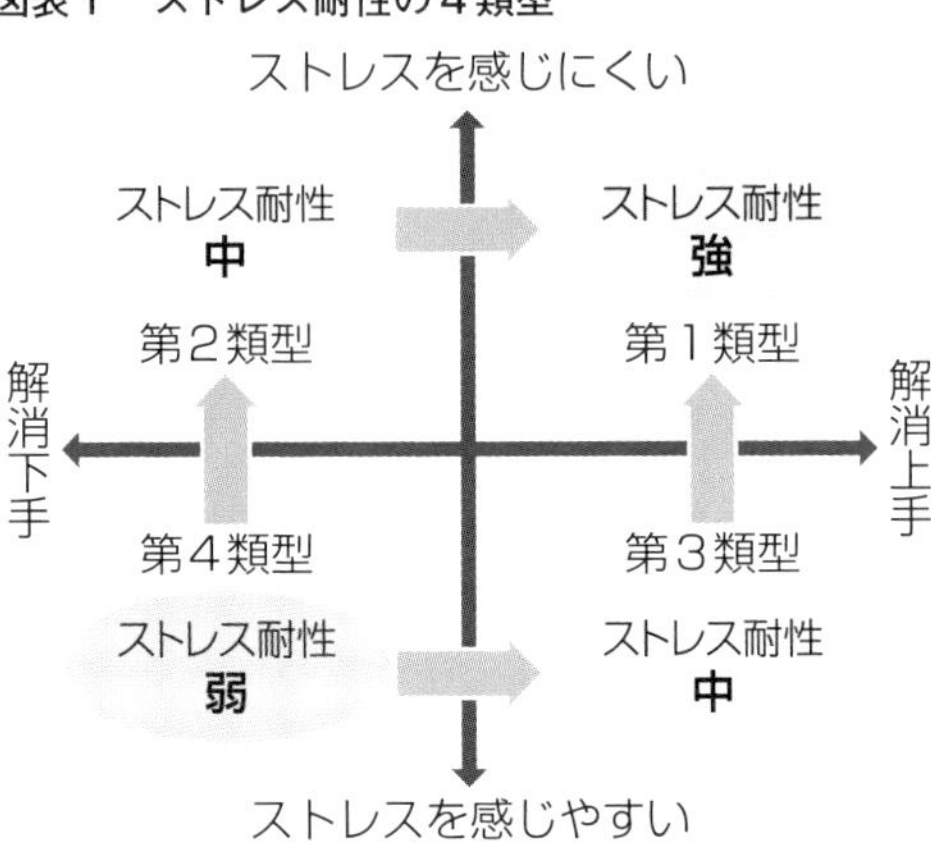

たしかに退職／転職も一つの解決方法ですが、違う方法を一つご提案します。

あなたを苦しめているストレッサーの言動は、あなたの心を深く傷つけているでしょう。しかし、最初の一撃よりも、その**嫌な出来事について考えること自体が、「傷」をさらに深く大きいものにしていく**のです。それはあなたにとって大きな「損」です。考えても何もよいことはありません。

「**許して忘れる**」ことをお勧めします。なぜ被害者である自分が相手を許さなければいけないのかと思われるでしょう。腹立たしいし悔しいですよね。でも、次のようなマイナス感情は、あなたの体

秘訣5　性格を言い訳にする職員への指導

❶「性格は変えなくていいが、行動・態度は変える必要がある」。
❷「演じればいいんです。人間関係を円滑にするテクニックですよ」。

秘訣6　対人ストレスを抱えているメンバーへの対応方法

❶「大切なのはあなたの心のなかのモヤモヤを解消することです」。
❷「楽しくない思い・感情を抱え続けるのは損ですよ」。

秘訣7　ストレスとの付き合い方

❶ストレッサーの言動は、許して忘れるほうが得。
❷自分なりのストレス解消法を見つければストレス耐性をUPできる。

力と時間を浪費させます。「許して忘れる」ほうがあなたにとって「**得**」なのです。

損：マイナス感情（腹立たしい感情、相手への怒り、復讐心等）での疲労／睡眠不足、心の傷の拡大

得：マイナス感情からの解放、ストレス解消力アップ

※ただし、ストレスの原因がハラスメント（第６章）に該当するものの場合は、ためらうことなく相談窓口を活用して相談して下さい。特にストレッサーの問題行動が反復・継続している場合は、「許して忘れる」ではなく、原因の「問題行動」をやめさせることが、あなたのためにも、チームのためにも大切です。

ストレスを避けようとしても、次々と新たなストレッサーが登場するので「いたちごっこ」です。仕事をしている限り、ストレスがなくなることはありません。ずっと付き合わなければならないという意味で、「一病息災」と同様です。この考え方は、ストレスとの付き合い方にも通ずるように思います。ものは考えようです。思い煩うことは「損」なのです。

筆者のストレス解消法はソロキャンプでの焚き火です。ストレッサーを思い浮かべながら斧でガツンと薪割りをし、ゆっくりと流れる時間に身を任せながら焚き火を眺めていると、自然とストレスは消えていきます。心の疲れを解消するためには、違うこ

とに意識を集中させたり、何も考えずにボーっとしたりして、「忘れる」時間を持つことがコツだと思います。
自分なりのストレス解消法を見つけて、試してみて下さい。びっくりするほど短期間でストレス耐性がＵＰしていることに気づかれることでしょう。

ものは考えよう。思い煩うことなかれ。

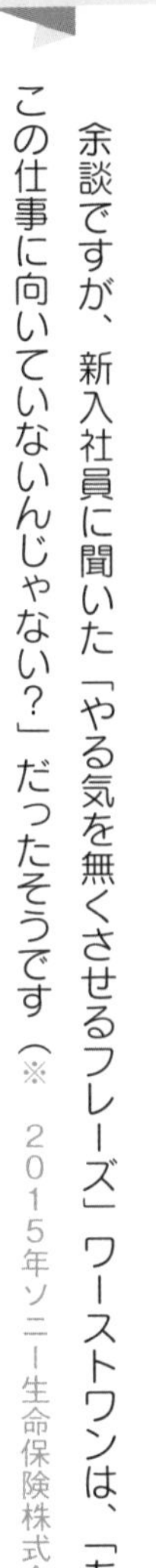

余談ですが、新入社員に聞いた「やる気を無くさせるフレーズ」ワーストワンは、「あなた、この仕事に向いていないんじゃない？」だったそうです（※２０１５年ソニー生命保険株式会社の社員意識調査）。

こんなこと言われたら、相手をブン殴りたくなりますよね。先輩だとしても、顔も見たくない。そう思っていると、どうしても表情や態度に出てしまう。そういった時、ポーカーフェイスが苦手な私はこう考えるようにしています。

「この人、かわいそうな人だ。きっと、そう言われたことが、何度かあるんだろうな。嫌な奴だけど、この人にも家族がいる。少なくとも、お父さんとお母さんは」と、その人が家族で過ごしているところを想像します。

そうすると、不思議なことに、嫌いなことには変わりなくとも、許せる気分になります。私だけかもしれませんが、騙されたと思って試してみて下さい。

5 上と下との板挟み

リーダーにとって、上位役職者からの指示とメンバーからの反発との板挟みが一番辛いかもしれません。医療機関であっても、会社であっても、必ず起こることだと思います。

ケース⑤　青空クリニック　板挟みの憂鬱

青空クリニックでは新卒は総合職として採用し、最初は全員が医療事務職としてキャリアをスタートするが、適性に応じて管理部門の総務・経理・人事・広報、クリニックの看護助手への異動（職種転換）を経験させ、幅広い経験を積ませた後にクリニックの運営責任者として登用する、という育成方針を採っていた。

院長はある時、クリニックの人材配置を柔軟にすることと、医事職員の育成を目的として、医療事務と看護助手を兼務させることを思いついた。異動ではなく兼務とすることで、スキルの幅が広がるし、何よりも医事と臨床の繋閑の調整弁になり得るからである。

院長から直接指示を受けた医事課長は頭を抱えた。

院長の考えはわかるものの、部下である医事職員の本音を知っていたからである。彼女達は、医療事務の仕事に憧れてここに入ってきた。レセプトを柱とする医療事務の専門スキルを身につけるだけではなく、患

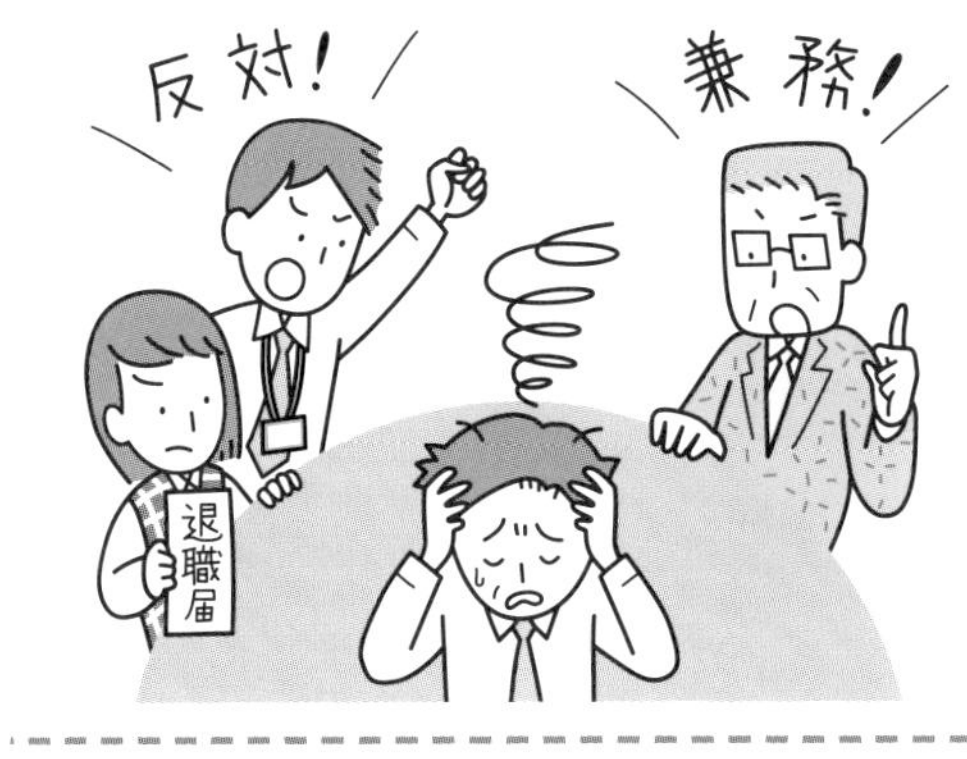

者にホスピタリティをもって接して、笑顔になってもらいたい。そういう気持ちが大きいことをよく知っていた。「医事をやりたくてここを選んだ。看護助手の仕事をしたくない」という職員もいる。「嫌じゃないけど早くレセプトを担当できるようになりたい」という思いの職員もいる。正直、医事課長自身も院長の考えに反対であった。

医事課長は医事班長3名を呼んで、院長からの指示を伝えた。案の定、3名は猛反発。何度も説得を試みたが、噂を聞きつけて、退職を申し出る職員も出てくる始末。医事課長は完全に板挟み状態に陥り、頭を抱えた。

さて、このような板挟み状態を皆さんも経験したことがあるのではないでしょうか。皆さんが医事課長だとしたら、どう動かれるでしょうか?

・**あくまでも反対の姿勢を貫き、院長指示を放置する。**
・**説得に応じてくれた職員限定で看護助手トレーニングを開始する。**
・**有無を言わさず、院長の指示どおり全員の助手トレーニングを開始する。**

指示を放置するわけにはいかないでしょうが、なかなかむずかしい判断です。このような板挟み状態に陥った時、次の考え方を試してみて下さい。

〈板挟み状態からの脱出方法〉

上位役職者からの指示が不条理なものや、法令に反するものであれば、リーダーはメンバーを守るべきです。しかし、そのような指示は滅多になく、多くは従来のルールや働き方の変更を求めるものだろうと思います。医療機関を取り巻く環境は常に変化しており、その変化に対応するために、私達の業務も変化していく必要があり

秘訣8　板挟みへの対処

❶上位役職者の指示の意図や長所・短所を客観的に理解する。

❷自分の理解した内容を自分の言葉でメンバーに説明し、いったん指示に従ってもらう。

ます。リーダーは、法人や上司からの指示の意図や背景をメンバーにわかりやすく翻訳して説明する役割を担っています。

メンバーの反発があった場合、

①環境の変化に応じて私達の仕事の仕方が変化していくのは当然であること

②その指示の意図。指示を実行することで見込まれるメリットと、予想されるデメリット

この2点をあなたの言葉で説明して下さい。すぐには納得を得られなくても、理解してもらうことが大切です。

メンバーの反発の理由は、「変化は嫌だ」「既得権の侵害だ」「働きにくくなる」という範囲内でしょうか。もしそうであれば、個人の感情の問題です。

①②を説明し、メンバーの意見に耳を傾けたうえで、

「皆さんの思いはわかりました。しかし、法人の方針なので従いましょう。まず、やってみましょう。やってみて問題があれば修正していきましょう」

と話して、リーダーの皆さんも板挟みから脱出して下さい。

自分の心のなかにも、賛成（意味はわかる、仕方ないな）と反対（面倒、嫌、デメリットが大きすぎる等）の両方の気持ちがあると思います。自分の心のなかでの板挟みですね。実は、上と下との板挟みも同じようなものです。

もし、自分の本音としても「賛成」であれば、悩みの種は「板挟み」ではなく、「どう説明すれば、メンバーが納得してくれるか」でしょう。逆に、自分の本音がメンバーと同じく

「反対」の場合、リーダーとしては自分の感情を押し殺してメンバーを説得しなければならない。この状態が「板挟み」です。

まず、自分自身が①②を理解し、消化することが「板挟み」状態からの脱出の第一歩です。

何かを行おうとする時、その案には必ず長所と短所があります。指示する側は、その長所を重視して実施を決めがちです。

逆に、指示を受ける側はどうしても短所に目が行きがちです。同じ案なのに、まったく違う目で見るから賛成・反対に分かれる。消化するためには、長所・短所の両方を客観的に理解することが大切です。

プラスもあればマイナスもある。合計したら少しプラスになる。そうだとしたら、現状より少し進歩したことになりませんか？

プラスを大きく、マイナスが小さくなるように工夫しましょう。

それをリードするのがリーダーである皆さんの役割です。

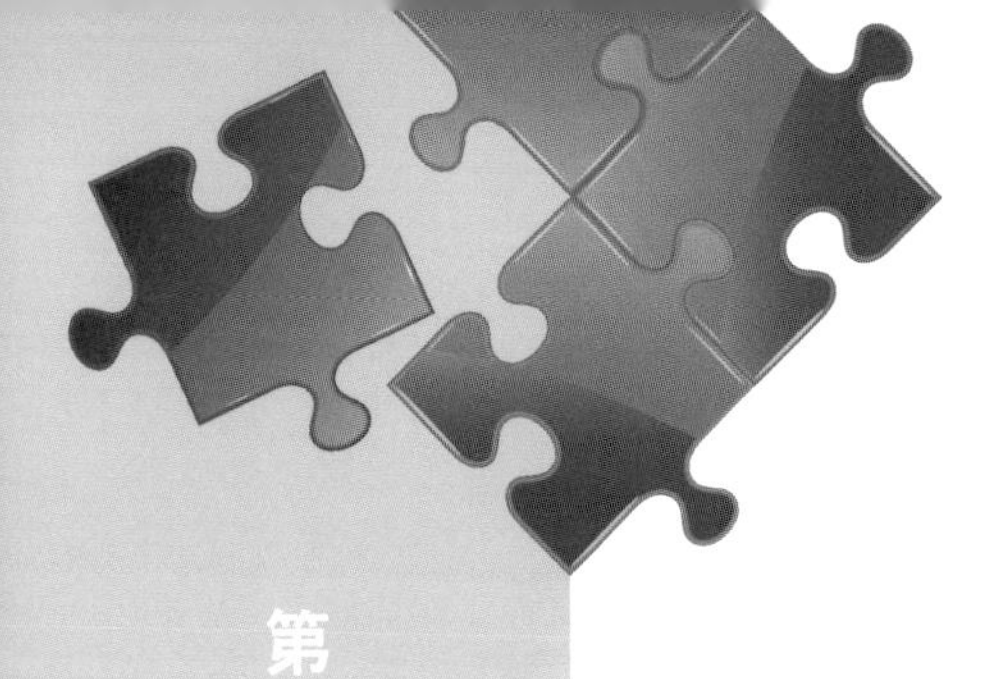

第2章

育成

個々の職員の育成だけでなく、チームとしての実力をアップすることが、序章のテーマを実現するためには必要です。「チームのレベルアップ」のための考え方とノウハウの解説です。

3つのスキル

冒頭の「2　チームリーダーの役割」で触れたとおり、メンバーの育成はリーダーの大切な役割です。育成について考える前に、伸ばすべき能力（スキル）について触れておきたいと思います。

「カッツ理論」という有名な学説があります。

ビジネスマンにとって必要なスキルを3つに分類し、スタッフ層・管理職層・経営者層の各層で重要となるスキルの推移を示した仮説です。

①テクニカルスキル　その職種に必要な実務スキル（技術・知識）

ここでは「固有技術」と呼びます。看護師であれば、採血／点滴等の処置に関する手技等が該当。診療放射線技師であれば、医師のオーダーに基づき、読影・診断を行いやすい撮影をする技術。

②ヒューマンスキル　メンバーシップや関係者との調整力など、人間関係を良好に保つスキル

ここでは、「人間関係力」と呼びます。

③コンセプチャルスキル　経営者やリーダーとしての概念化スキル

戦略立案や経営判断を正しく行う力のことだと考えて下さい。

新人の頃は①と②が重要。役職が上になるに従い、③のウェートが高まり①のウェートが低くなる。経営トップになると、①の重要性はほとんどなくなり、②と③が等しく重要になる。②の人間関係力は、新人から経営トップまで、重要性は変わらないという点がカッツ理論の特徴です。とてもわかりやすい理論なので、興味のある方は勉強してみて下さい。

本書で解説したいのは、主に②の人間関係力です。「はじめに」で触れたとおり、皆さんは各々の職種のプロとして働き、職種ごとに必要な知識・技術・経験（固有技術）については、豊富に身につけていらっしゃるはずです。固有技術についての指導育成方法については、筆者より皆さんのほうがよくおわかりと思います。

本章では、固有技術の教え方についても少し触れますが、若くて経験が少ない職員や、経験ある新人職員をどう指導していけばよいか、ここに焦点を合わせて解説していきます。

2　インシデントの分析方法

育成とは、足りない部分を補い、得意な部分をさらに伸ばすこと、とも言えます。個人として何が足りないか、チームとして何が足りないかを知るための、とても有用な材料があります。

それは、インシデントレポートです。育成とインシデントレポートにどんな関係があるのかと疑問に思われるかもしれませんが、両者にはとても密接な関係があります。

図表２　カッツ理論

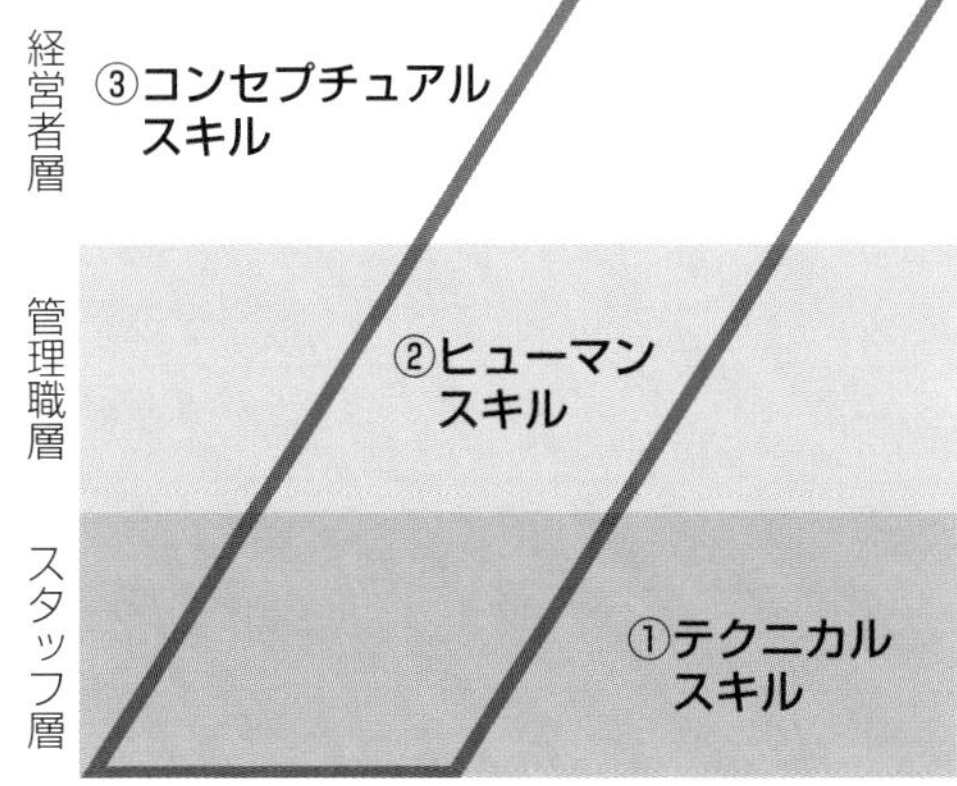

正しいインシデント分析を行うと、作業手順、用具・備品等の物の配置や作業動線の交錯、さらにはルールの不備など、現状の作業環境の問題点を発見でき、チームの仕事の質や効率を向上させることにつながります。しかし、インシデントの原因を見誤ると、適切な対策を打てないため、再発しやすくなります。アクシデント・インシデントレポート、ヒヤリハットに加え患者アンケート等は、私達の現在の実力を映す鏡のようなものです。

これらの材料を活用することでチームとして新しいノウハウを獲得でき、共有することによりメンバーの仕事の質も向上します。これこそ育成です。

インシデントレポートは対外的に公開されるものではないため、筆者の限られた経験での印象になりますが、特定個人の勘違い・ウッカリ・知識や技量の不足をミスの原因と分析している例が多いように思います。これはとてももったいないと言えます。

インシデントレポートの事例を使い、もう少し具体的に解説してみます。

ケース⑥　青空クリニック　耳鼻咽喉科　ネブライザーの処置ミス

喉の痛みを訴える患者に対して、担当医師（入職後2週間）は喉ネブライザーの処置を指示。処置は看護師Aが担当した。

しかし、喉の痛みが引かなかったため、翌日も来院された。担当医師は、再度喉ネブライザー処置を指示。処置室で喉ネブライザーをご案内したところ、その患者から「昨日は鼻をやったんですが、今日は喉ですか？」と質問された。電子カルテを確認したところ、「喉ネブライザー」指示が記録されており、昨日の処置ミスが明らかになった。

青空クリニックの耳鼻咽喉科では、ネブライザーの処置については、「鼻ネブ」「喉ネブ」と記載された名刺大の指示カードを医師が患者に渡し、そのカードに基づき処置室にてネブライザーを行う手順になっていた。
　この日の担当看護師Bは、昨日の処置がミスであったことをお詫びし、喉ネブライザーを処置後に患者にお帰りいただいた。看護師Bから報告を受けた看護師長は、昨日の担当看護師Aに対して、インシデントレポートを作成するように指示した。

図表3　ネブライザーの指示カード

指示カード
鼻　ネブ

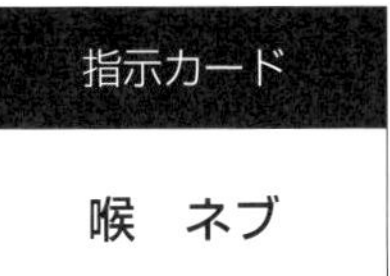

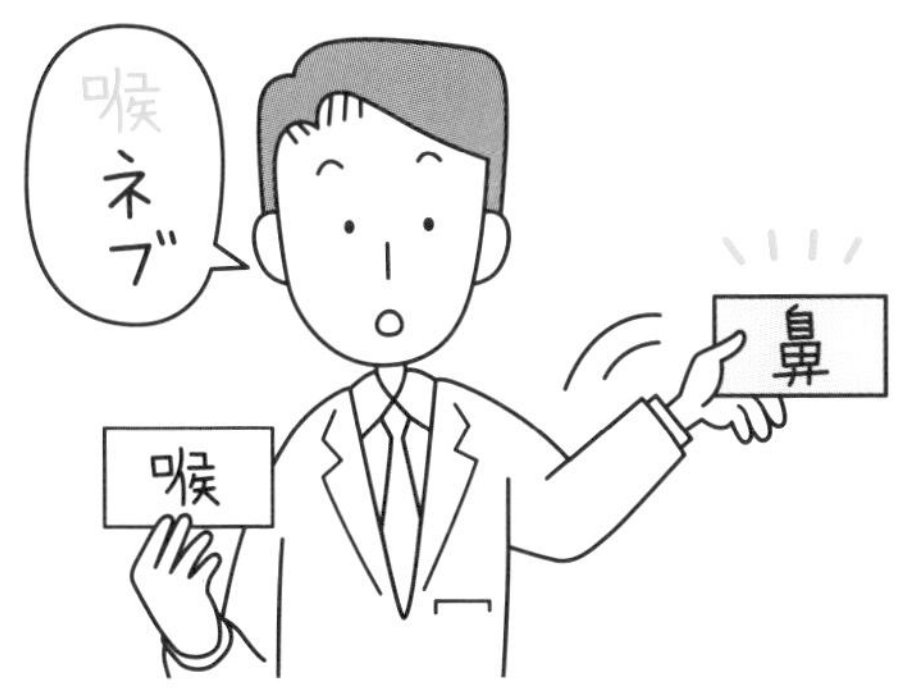

図表4　看護師Aが作成したインシデントレポート

項　目	内　容
インシデント名	ネブライザー指示カード間違いによる処置ミス
発生概要	ネブライザーの指示カード「鼻ネブ」に基づき、鼻ネブを実施したが、正しくは「喉ネブ」であった。翌日に再度来院された患者から「昨日は鼻のネブライザーをやった」とのご指摘があり、電子カルテを確認したところ処置ミスが発覚。
発生原因	担当医師が指示カードを患者に渡し間違えたことに気付かず、指示カードどおりに処置してしまった。
患者への対処	前日の処置がミスであったことをお詫びし、「喉ネブ」を処置後、ご帰宅いただいた。特にクレームはなかったとのこと。
再発防止策	指示カードが間違っている可能性を考え、処置の前には必ず電子カルテを確認する（ルールの変更）。
師長意見	入職してからあまり時間が経っていない医師は、指示カードや各種オーダーの出し方に慣れていない可能性があるので、疑問を感じたら必ず医師に、直接確認するようにしましょう。 また、ネブライザーについては、事前の電子カルテ確認をルール化しましょう。

※　ネブライザーの指示カードは、形は同じだが、図表3のように色分けされ、診察室の机上にまとめて置かれている。医師は、カードの束から「鼻ネブ」または「喉ネブ」を選んで患者にお渡ししていた。ネブライザー処置の場合、処置の前に電子カルテで処置内容を確認するルールにはなっていなかった。

皆さんなら、このケースについて、どのようにインシデントレポートを書かれるでしょうか。このインシデントレポートには、いくつかの問題点があると思います。

①医師が指示カードの選択を間違えたことを前提としている。医師にミスはなく、看護師Aが指示カードを勘違いし、処置ミスをした可能性もある。その場合、インシデントレポートはまったく異なるものになる。
②医師が指示カードの選択を間違えた理由を、新入職ゆえの「不慣れ」と決めつけている。
③カードの置き場所、置き方がミスを誘発した可能性に気付いていない。２種類の似たカードを混在保管。束にして机上に保管していた。取り間違いをしやすい状態と言える。

このケースで、何が正解だったかが重要なのではありません。お伝えしたいのは、どういう分析をするべきかという点です。

インシデントの分析をする際、次の視点で考えることをお勧めします。

・誰がミスをしたのか？　複数のパターンを検討する。
・なぜミスをしたのか？　を掘り下げる。個人の不注意／勘違いで終わらせない。

秘訣9　インシデント分析のコツ

❶簡単に決めつけず、様々な視点で考える（個人の不注意で済ませない）。
❷どうすればミスに気づけるか、リカバリー策についても考える。

・ミスをしやすい状態になっていないか？
・ミスが起きた原因に、物や情報の（置き）場所が関係していないか？　正しい場所だったか？　場所は決まっていたか？
・ミスが起きた業務について、ルールはあったか？　あったとすれば守られていたか？　ルールに不備はないか？
・過去に似たようなミスは起きていないか？
・最近、何か変化はなかったか？（人、物、場所、ルール）
また、人はミスをすることを前提に、
・なぜミスに気付けなかったか？
・どうすればミスに気付けるか？
という、リカバリー策についても考える。

これらの視点でケースを見ると、いろいろな可能性が見えてきます。**多くの「気付き」を得ることができます。これがインシデントレポート活用の意味**です。また、これらの視点は現場の課題を見つける力も向上させます。

ケースの例では、処置前の電子カルテ確認がルール化されました。手間は増えますが、処置前にミスを見つけることができそうです。指示カードを使うのであれば、混ざらないようにするべきです。名刺入れ用の箱に別々に置く、またはカードの大きさを変える等の工夫が必要です。電子カルテ確認を徹底するためにも、ネブライザーの指示カードを一種類にする手もあります。

このように、できるだけミスが起こりにくい状態にし、ミスが起きた時にも、ミスに気付ける仕組みを作る。これが職場のレベルアップであり、インシデントを分析する目的です。

人はミスするという前提で、「指差呼称」や「5S」（整理・整頓・清掃・清潔・しつけ）など、様々な工夫が発明されてきました。

教え方にも、「教え方の4段階　TWI-JI」という素晴らしい発明があります。医療機関にとっても参考になることなので、引き続きご紹介したいと思います。

指差呼称

指差呼称（ゆびさしこしょう）（**図表5**）は特殊なものではなく、私達の身近で日常的に目にします（電車やバスの運転手等）。安全確保を目的として、業種を問わず幅広く取り入れられている手法です。

私達は多忙/慣れなどの理由により、「ウッカリ」「思い込み」「勘違い」「見間違い」のミスを起こします。誰にでも一時的に注意力が低下する時はあるものです。

指差呼称には、①確認対象を見る、②対象を指差しながら確認事項を声に

図表5　指差呼称

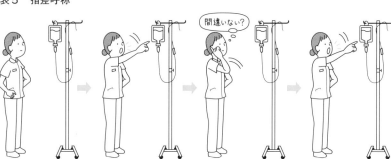

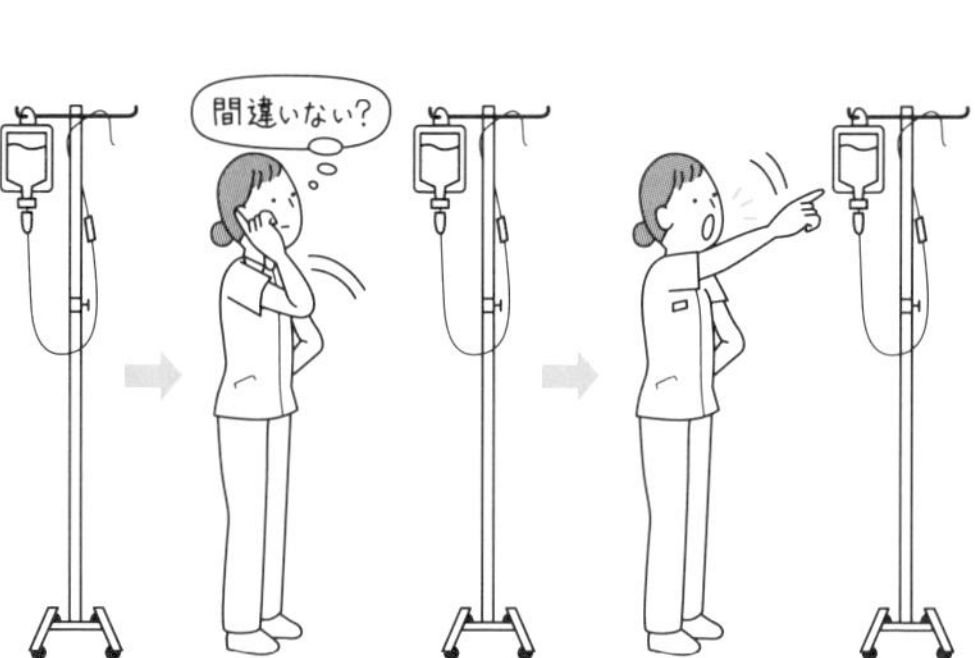

秘訣10　指差呼称の導入

❶指差呼称は確認ミスの防止に効果大。

❷重要度の高い確認業務から指差呼称を取り入れてみる。

出す、③指を耳元まで動かしながら間違いないかもう一度考える、④対象をもう一度指差して「ヨシ！」――という一**連の動作によって脳の注意力を瞬間的に高める効果**があります。

患者の取り違え、検査試薬の取り違え、処方箋の渡し間違いなど、「確認ミス」が原因のインシデントは、多くの医療機関で発生しています。マニュアルを整備し、ルールどおりに業務を行っていたとしても、肝心な確認の場面での見間違い／思い違いがあると、インシデントになってしまいます。

実際のインシデントレポートを読むと、マニュアル／ルールがないことが原因というケースは少なく、その多くは「確認の場面での見間違い／思い違い」、つまり**確認不足が原因**と分析されています。確認不足への対策が、「しっかりと確認しましょう」では再発防止策になっていません。

「確認不足」は、本人の不注意として扱われることが多いのですが、人間はミスを犯す生き物です。そのミスを防ぐ工夫をすることが、真の対策なのではないでしょうか。

（財）鉄道総合技術研究所が１９９６年に行った実験（指差呼称効果検定実験。**図表６**）によると、何もしない場合と比較して、指差呼称は「間違い」を６分の１に減らす効果があったそうです。

図表６　押し間違い発生率

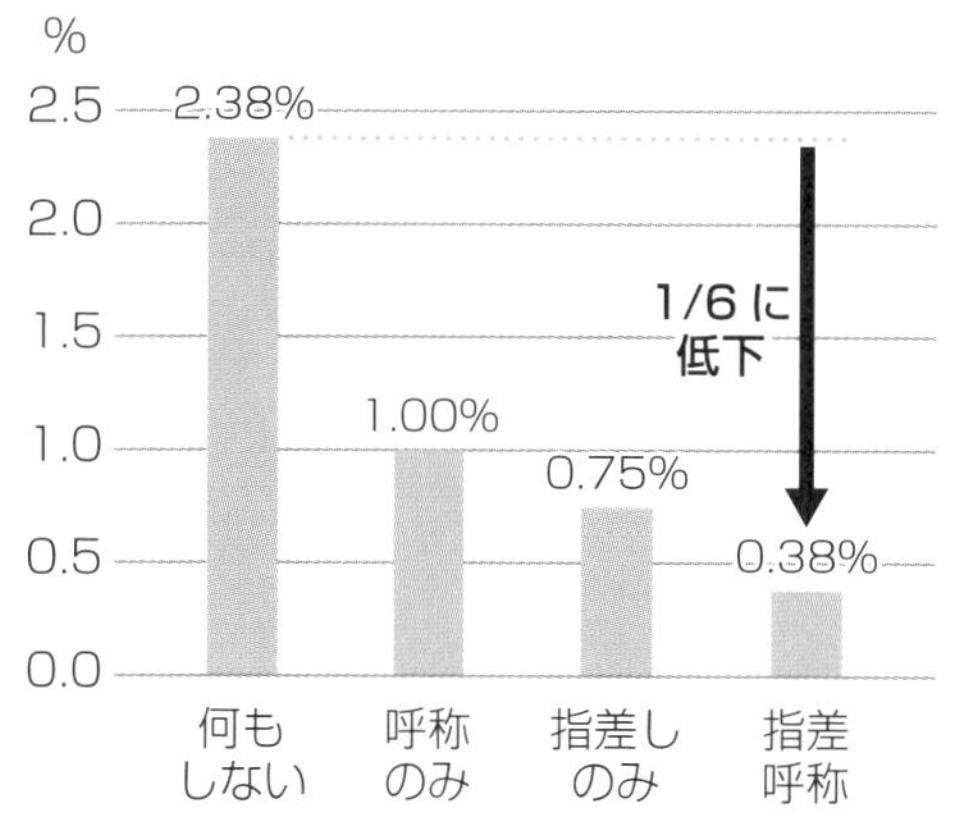

効果があるとわかっていても、気恥ずかしさや、そこまでやらなくても……という思いが邪魔をして、職場に導入・定着させるのは簡単なことではありません。

しかし、私達は医療業務従事者です。すみませんではすまない事故（重大アクシデント）が起こりうる職場です。指差呼称自体はむずかしい動作ではありません。ゆっくりやったとしても5秒程度です。手始めに、自分の職場での確認業務のなかから重要度が高いと思われるものを選んで指差呼称をやってみましょう。

5S

品質や安全性の向上を目的として、多くの工場や現場で「5S」活動が採用されています。5Sとは、整理・整頓・清掃・清潔・しつけのローマ字の頭文字を取ったものです。

〈言葉の定義〉

整　理　**不要なものを取り除き、種類ごとに正しく仕分けること。**

整　頓　**整理されたものを、決められた場所に片付けること。**

清　掃　**掃除をし、職場を常に整った状態にしておくこと。また、掃除をしながら設備・備品等に異常が無いことを確認すること。**

清　潔　**一般的には、整理・整頓・清掃を維持すること。医療機関では、場所・物・人等について、細かくきびしい衛生基準が設定されています。**

しつけ　4Sを常に最良の状態に保つことを習慣づけること。また、ルールを正しく守ること。

5Sの考え方は、ミスの防止に非常に役立ちます。特に、アクシデント・インシデントの原因分析を行う際、整理・整頓・しつけの観点で現象を観察すると、真の原因を見つけやすくなります。

※【ケース⑥】インシデントレポートの分析を参照下さい。

〈着眼点〉

①整理　物や情報は、決められた基準に基づいて仕分けられ、不要なものは廃棄されているか？

物や情報の混在は、取り違え等のミスの大きな要因になります。医療機関では、使用期限があるものも多いため、仕入れ時期による仕分けも有効です。

②整頓　ミスが起きた原因に、物や情報の（置き）場所が関係していないか？

物や情報の置き場所を定め、いつも正しい場所に置くことは、ミスや無駄の防止に役立ちます。勘違いや取り間違いの原因が、置き方や場所に関係していることは多々あります。

③しつけ　ミスが起きた業務（動作）についてルールはあったか？　ルールどおりにやっていたか？　ルール自体に不備はないか？

マニュアルがあっても、定められたルールを守らなければ意味がありません。また、医療機関を取り巻く環境も随時変化するので、現状のやり方の見直しや、新しい業務への対

秘訣11　5Sの考え方でミスを防止する

❶整理：物や情報を決められた基準に基づき仕分ける。

❷整頓：物や情報の置き場所を定め、いつも正しい場所に置く。

❸しつけ：業務のルールを定めて守る。ルールは適宜見直す。

応が必要になります。常にルールを見直し、決めたルールはしっかりと守る、というのが「しつけ」の意味することです。

5 教え方の原則

図表7は、多くの企業で現在でも使われている教え方の手法です。第二次世界大戦中のアメリカで、工場の現場作業者に対して個々の作業を教える手順として開発されたものなので、原典はもっと詳細なものです。**図表7**は筆者がアレンジしたものですが、それでも16項目あります。

第二段階（やってみせる）をご覧下さい。ここだけでも、最低3回やってみせることが要求されています。「そんなにやってられない」という印象かもしれませんが、**ここで手を抜くと、必ずミスが生じ、あとから何度も同じ説明をすることになってしまいます。**

図表7　教え方の４段階（TWI-JI）
※　TWI-JI とは、「企業内教育 - 仕事の教え方」の略称です。

第一段階	準備する	①内容・目的・訓練対象者への期待などについて説明する。 ②対象者から経験などを聞き出して指導の参考にする。 ③対象者にわかる用語で予備知識を与える。 ④「あなたなら大丈夫！」と励ます。
第二段階	やってみせる	①まず、普通の速度で全部やってみせる。 ②次に、一手順ずつ区切って各々の要領を説明しながら正しい順序でやってみせる。それぞれの動作とその理由を説明し、コツを強調する。 ③再度、一手順ずつやってみせ、それぞれの要領とコツを質問し、答えさせる。 ④「もうわかった、自分にもできる」という意欲を示すまで繰り返す。 ※　無造作なやり方はすぐ真似されるので、注意して正しい手順と動作で見せる。
第三段階	やらせてみる	①全手順を連続して正しくやってみせる。 ②次に対象者に全手順をやらせ、各手順の要領について質問し、答えさせる。 ③次にトレーナーは黙っていて、対象者に要領を言わせながら全手順を実施させる。完全に要領が頭に入り、順序も間違わずにできるようになるまで何回も繰り返させる。 ④完全にできるようになったら、ちゃんと褒めて激励し、自信を持たせる。
第四段階	教えた結果をみる	①トレーナーの指導なしに全手順をやらせる。余計なことを言わない。 ②対象者は自分自身の責任で全手順を行うので、どれだけ身についたか、どこが弱点であるかを自分自身で知ることができる。 ③トレーナーは全手順・要領を記載したチェックリストを用意して、観察事項を記入する。 ④チェックの結果に応じて、必要であれば第一／第二／第三段階に戻る。

新人が何度も同じことを質問する、という声をよく聞きます。本人がしっかりメモを取らないことが理由の場合もありますが、教える側が第二段階（やってみせる）、第三段階（やらせてみる）をしっかりやっていないことが原因であることも多々あります。早口で一通り教えて「やりながら覚えて！」方式は避けるべきです。16項目を全部実施することは無理でも、教えたあとに単独で行えることの確認（第四段階）は必須です。

しっかり教えられて育つと、トレーナーの立場になった時に、自然と同じように教えるようになります。これがチームの伝統になっていきます。

「やってみせ、言って聞かせて、させてみて、褒めてやらねば、人は動かじ」。山本五十六の言葉とされるもので、教え方に関する書籍では必ずと言ってよいほど引用されています。ＴＷＩ－ＪＩの手順（太字の部分）と驚くほど一致していますね。子育てにも通じるとてもよい言葉だと思いますので、是非覚えていただきたいです。

6　新入職員（新社会人）最初の3年間の過ごさせ方

新社会人にとって、最初の3年間はとても大切な、社会人としての土台を作る時期です。学生時代にアルバイト経験はあるとしても、仕事の覚え方は自己流です。新人期間は覚えることが沢山あります。どうしても自分のやりやすいやり方に流れる傾向があります。これはミスの原因に

秘訣12　教え方の要諦

1 やってみせ、言って聞かせて、させてみて、褒めてやらねば人は動かじ。

なるだけでなく、正しい手順よりもやりやすい方法を選ぶという悪い癖がついてしまいます。だからこそ1年目の指導が大切なのです。

リーダーとして新入職員を指導する際の注意ポイントを整理しました。1年目、2年目、3年目で注意ポイントは異なります。

※　筆者の経験から、1年×3サイクルで説明していますが、業種・職種によっては、6カ月×3サイクルのように、もっと短いサイクルがフィットするかもしれません。

1　1年目の注意ポイント

（1）大切な3点

1年目は何でも何度でも質問して良いという「特権」のある期間。次の3点を意識させるように指導して下さい。

①まずは習ったとおりにできるようになる
②わからないことは遠慮せずに聞く
③同じことを何度も聞かなくて済むように努力する（教わりながらメモ→後で必ずまとめる→指導員にメモをチェックしてもらう）

（2）質問と疑問を分ける

質問　正しく習得（真似）するために必要な確認。質問は遠慮せずにする。
疑問　このやり方は何かおかしい、もっといいやり方があるはず、ここを変えたらもっと簡単で楽なのに――等。疑問はいったん棚上げにする。

秘訣13　新しい仕事への取組み方

❶素直に吸収して、習ったとおりにできるようにする。
❷批判的な眼で現状のやり方の課題を考える。
❸検討を重ねた改善案を実行する。

疑問にとらわれると、正しく習得（真似）することができなくなりがちです。今の手順は先輩達が作り上げてきたものなので、一見不合理に見えても、ちゃんとした理由があるものです。新しい仕事を覚えている最中は、「**疑問はいったん棚上げにして、まずは習ったとおりにできるようになろう**」と指導して下さい。

❷　2年目の注意ポイント

一通りの実務は単独で担えるようになっている。後輩も入ってきて、教えることも始まる年です。

(1)　大切な2点

①できる仕事の範囲を広げる

自然とそうなっていきますが、新しい仕事に物怖じせず、積極的に取り組むように指導して下さい。

②改善の眼をもつ

1年目に習ったやり方はすっかり身についているはず。1年目に棚上げした「疑問」を活用するのが2年目。もっといいやり方はないか考えながら仕事に取り組むように指導する。

(2)　疑問の活用

なぜ**2年目には「疑問」を活用**するのか？　**それは、仕事の手順を見直すことが仕事の**

基本だからです。1年目はまだ正しい手順を習得していないため、「疑問」を封印していました。環境が変われば仕事の手順もそれに合わせて変化させる必要があります。例えば、医師が変わった、診療科が増えた、コロナ禍の発生等、私達を取り巻く環境はどんどん変化します。

その変化によって、今までのやり方では上手くいかないことが、起こりやすくなります。だから常に改善の眼をもつことが必要なのです。「改善の仮説を立てる→検証（プラス影響とマイナス影響）→仮説を修正→検証」を繰り返すことにより、より良い改善策に成長していきます。

３ ３年目の注意ポイント

スキルに磨きをかけて経験を積むとともに、2年目に検討した改善案を実行していく年。先輩や上長に相談しながら改善案を実行していく方法を指導して下さい。

すべての改善案が即実行できるわけではありませんが、GOサインが出たら実行できるところまでの進め方は理解しておく必要があります。法人によってルールは様々だと思いますが、決裁ルールや関係者との事前協議（根回し）・連絡を指導して下さい。

改善ができるレベルに達して初めてその業務を習得できたと言えます。

右記のサイクルは、中堅職員が新しい仕事に取り組む場合も同じです。1カ月×3サイクルで回せるかもしれませんが、ステップは右記のポイントと同じです。

7 成長について（「自分には向いていないのでは？」と悩むメンバーへのアドバイス）

新しい仕事を覚える際、一生懸命に勉強（練習）しているのに、なかなか成長を実感できない期間があります。頭の中には、右肩上がりの直線（希望直線）のように成長するイメージがありますが、実感としては、**なかなか成長を感じられない時期（停滞期）**が続き、ある日突然に一気に**成長を実感できる時期（加速期）**がやってきます（**図表８**）。

図表８　成長の希望直線と実感曲線

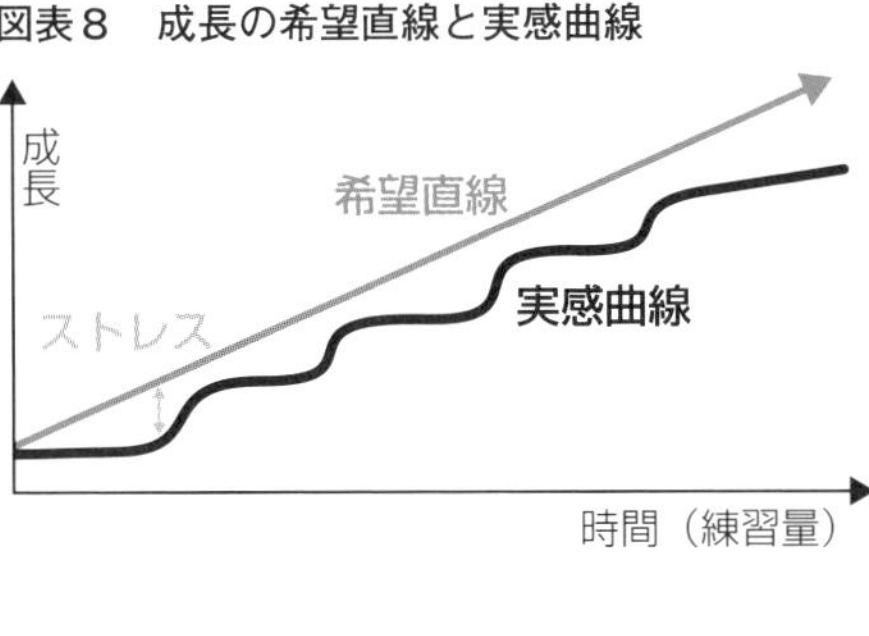

自転車に初めて乗る人で説明してみます。

- 最初はバランスを取ることなどできません。両足を着いて、サドルに座っているだけでも怖い。
- 両足で少し前へ押し出して、１メートル進むのも大変。
- 何度も繰り返しているうちに、だんだん頭と体が慣れてきて、１メートル、２メートルと距離が伸びる。
- サドルの上に体重をしっかり乗せるコツを掴むと、ペダルが踏めるようになるが、すぐバランスが崩れてしまう。

こういう状態の期間のことを停滞期と言います。この期間は、なかなか自分の成長が実感できません。できたりできなかったり。身体をどう動かせばいいのか、探りさぐりで練習を続けるしかありません。ところが、ある日突然、今までなぜできなかったかと不思議になるぐらいに飛躍的に上手になります。

なぜ右肩上がりで直線的に成長しないか？

何か新しいことにチャレンジする時、一連の動きを制御する脳の神経回路がまだありません。当然、動きはぎこちない。まず、すでにある似た動きの神経回路をつなぎ合わせるようにして、新しい神経回路が生まれていく。最初は細くてアッチコッチに迷いながら進む神経回路だったものが、同じ動作を繰り返すことにより、だんだんと太く洗練された神経回路へと育っていく。停滞期が一定期間続くのはそういう理由だと思います。人によって停滞期間に差があるのは、「すでにある似た動きの神経回路」の種類や量に差があるからです。

辛抱して練習を続けていると段々と神経回路が洗練されてきて、考えなくてもできるようになります。一気に成長を遂げた感覚になります。これが加速期です。感覚的には「コツを掴んだ」**瞬間**ですが、実は停滞期に蓄積したトレーニングが結実したものなのです。

希望直線は練習量に正比例して成長していくイメージ（感覚）です。この直線（成長したい**希望**）と**実感**には**ギャップ**があります。このギャップがストレスを生み出します（努力のわりには成長が実感できないというストレス）。**このストレスが原因で、自分には向いていないのではと悩んだり、途中で辞めてしまったりすることがあります**。これは本当にもったいないことで、停滞期こそ一番成長している時期。脳内に新しい神経回路がたくさん生まれている時期なのです。

仕事でも勉強でもスポーツでも楽器でも同じことが言えます。**成長の実感は時間差で必ずやってくる**もの。そう考えると辛い停滞期を乗り越えやすくなります。新人が悩んでいる際に

秘訣14　成長が遅いと悩んでいる新人へのアドバイス

❶「今が一番成長している時期。成長を実感できるタイミングは時間差でやってくるもの。もうすぐだよ！」

は、「**今までなぜできなかったかと不思議になるぐらいに飛躍的に上手になる時（加速期）がすぐそこまで来ている**」と声をかけてあげて下さい。

※　本稿は科学的に検証されたものではなく、筆者の経験から得た仮説です。

褒める・叱る　のルール

〈ルール〉

①褒めるときは**みんなの前（聞こえるように）**で、叱るときは**一対一（聞こえないように）**で。

②褒めるときも叱るときも、**具体的な事実（言動）**に対して行う（何が良かったのか、悪かったのか）。

〈叱るときの注意事項……感情を切り離す〉

叱る目的は、実際に起きた事実（ルール違反やミス）を指摘して、同じことを二度と起こさないように成長してもらうことです。そこに自分の感情を交えると、相手の能力・人格を否定する言動が出てしまいます。

〈NG例〉

- **チッ（無意識の舌打ち）**　↓　**人格の否定**
- **こんなこともできないの？**　↓　**能力の否定**
- **何回教えたら覚えてくれるの？**　↓　**能力、努力の否定**

秘訣15　褒める・叱るのルール

❶褒めるときはみんなの前で、叱るときは一対一で。

❷事実に基づいて具体的に褒める／叱る。

・この仕事向いてないいんじゃないの？
↓　能力、成長可能性の否定
・どういう育てられ方してきたの？
↓　本人の人格と家族の否定
・だから君はだめなんだよ
↓　全人格の否定

これらは、実際に起きた事実（ルール違反やミス）とは関係なく、言う必要のないことです。ただ自分の怒りの感情を相手にぶつけて嫌味を言っているだけです。叱るではなく腹を立てているだけなので、本人の反省や納得にはつながりません。逆に**あなたへの信頼がゆらぎ、反感が生まれてしまいます。**

〈褒めるときのコツ……感情を込めて〉

みんなの前で褒めることについては説明不要でしょう。しかし、具体的に褒めることについては、案外できていないものです。

何が良かったのかを具体的に挙げて褒めること。そして、感謝／感動の言葉を添えることが褒めるときのコツ

図表9　具体的な褒め方例

抽象的な褒め方	着眼点	具体的な褒め方例
よく頑張ったね	何をどう頑張ったのかを具体的に挙げる	他の人より早出（ラスト／レセ等）を多く担当してくれてありがとう。とても助かったよ。
患者対応上手だったよ	どのあたりが上手だったかを具体的に挙げる	患者に駆け寄って声掛けしている姿は素晴らしかった。よく気が付いたね。周りの患者も笑顔だったよ。
評価しています	どういう点／行動を評価しているのかを具体的に挙げる	・シフトの調整にいつも協力してくれて、大変助かっているよ。 ・メンバーが困っている時に、何も指示しなくても率先してフォローしてくれてありがとう。　等々

です。抽象的に褒められてもあまり嬉しくありません。具体的に褒められてこそ、自分の努力を**ちゃんと見てもらえている、理解してもらえている**と思えるのです。

※　一番嬉しくなるのは、尊敬している先輩・上司・同僚が自分のことを褒めてくれている話を人づてで聞いたときではないでしょうか。直接褒められると、嬉しさの反面、「何か他の意図（外交辞令等）があるのでは？」という思いも浮かびます。人づてで聞いたときは、本心で褒めていただいていると思えるからかもしれません。本人のいないところでの悪口／不満は回り回って必ず本人の耳に届くのでNGですが、褒めるのはどんどんやって下さい。

周りから見たら明らかに「いじめ／嫌がらせ」的な言動であっても、言っていること自体は正しいケースがあります。被害者側にも責がある場合です（例えば、仕事に取り組む姿勢に甘さがあってのミス、怠慢や勉強不足によるミス）。

ミスした事実を指摘するだけでなく、いい加減さへの怒りのあまり、人格を否定するような発言／態度を取ってしまう。このようなケースでは、本人には「いじめ」をしているという意識が希薄で、むしろ自分は正しい指導をしていると思っている。プロ意識の強いデキる先輩ほど、このような態度を取ることが多いように思います。

こういう場合のデキる先輩への指導法。

「あなたが注意したいと思っていること自体は正しい。でも注意の仕方はよくない。相手がわかるようにアドバイスしてあげて下さい。怒りをぶつけるような指導は控えてね」

というように、認める部分は認め、改めるべきところを明確に伝えるように心掛けて下さい。

動機づけの手法（ネガティブファンタジーの防止）

最近の脳科学の研究によると、あとちょっとで達成できる、もう一踏ん張りという時にアドレナリンが一番多く分泌されるのだそうです。たしかに、自分の実力からかけ離れた高いレベルの目標にはなかなか取り組もうという気になれませんが、もうちょっとで達成できる状態の時に一番やる気が出るように感じます。

人が何かにチャレンジするかどうか迷っているとき、どんなことが迷いの原因（要素）となっているのでしょうか。一つの仮説をご紹介します。この仮説は、1960年代にビクター・H・ブルームという行動心理学者が提唱した「期待理論」を基に、筆者が自分なりのアレンジを加えたものです。元祖「期待理論」とはかなり違っていますので、ご承知おき下さい。

キーワードは「ネガティブファンタジー」の防止。少し回りくどい説明が続きますが、ご辛抱下さい。

やる気になるか否か、つまり何かにチャレンジする動機付けの大きさは、次のように数式として表現できます。

数式1

動機付けの大きさ ＝ 達成することで得られる報酬の大きさ × 主観的な成功確率

「達成することで得られる報酬」が**自分にとって価値**（金銭、名誉、地位、称賛、感動 等）の高いものであればあるほど動機付けの大きさは大きくなる。

「主観的な成功確率」とは、自分が成功できそうだと感じる確率のことです。最大値は1、最小値は0です。得られる報酬が大きいものであれば、やってみようという動機付けは大きくなります。しかし、**いくら報酬が**

大きくても、成功する可能性がゼロだと感じたら、掛け算の結果はゼロ。動機付けの大きさ＝ゼロとなってしまいます。

動機付けを考える時、得られる報酬の大きさも大切ですが、実は、報酬を強調するよりも、「**頑張れば、ひょっとしたら成功するかもしれない**」と思わせることが肝要なのです。

「主観的な成功確率」は、次式のように分解することができます。

数式2　**主観的な成功確率　＝　自信　÷（難易度　×　達成に必要な労力）**

何にチャレンジするにしろ、自分に自信のある人は「私にはできる！」と確率を高く見積もる傾向があります。自分への自信が主観的な成功確率を決める大きな要素です。

分母となるのは、「難易度　×　達成に必要な労力」。難易度とは、成功（達成）することのむずかしさです。達成に必要な労力とは、成功（達成）までに費やすであろう労力（時間、練習、勉強、体力、金銭等）の主観的な見積もりです。

医師を目指すことを例にとると、難易度は一般的にはとても大きい。また、大学入試を突破するだけでなく、医師免許を取得するまでには多大な費用と勉強量が必要となるため、達成に必要な労力もとても大きい。したがって、主観的な成功確率は、自分に対する自信（頑張れば私にはできる！）が大きい人が高くなる。つまり、医師になりたいという思いの強さがあり（報酬が自分の価値観と一致している）、頑張れば必ず実現すると思える（自信大）人が、実際に医師を目指すことになる、と解釈することができます。

価値観が人によって異なるのと同様に、数式2の「難易度」も人によって異なります。同じことにチャレンジする場合でも、難易度を低めに見積もる人と高めに見積もる人に分かれます。その原因の一つに、「**ネガティブファンタジー**」があります。

ネガティブファンタジーとは、チャレンジする前に頭に浮かんでくる**悲観的な想像**のことです。

・むずかしすぎる。骨折り損のくたびれ儲けになるだけだ。
・頑張ってもどうせ無理だ。上手くいくわけがない。
・頑張っても売れるわけがない。（営業マン）
・むずかしすぎて合格できるわけがない。（受験生）

ネガティブファンタジーの多い人は、必要以上に難易度を高く見積もりがちです。もともと大きくはない自分への自信も小さくなってしまう。その結果、「主観的な成功確率」が低くなり、動機付けの大きさも小さくなってしまいます。

反対に、根拠がなくても自分に自信のある人は、ネガティブファンタジーにとらわれることが少ない。さらに、難易度と労力を少なく見積もる傾向があり、結果的に「主観的な成功確率」が高くなるため、行動に移すことが多い。

言い換えると、**頭に浮かんでくる様々なネガティブファンタジーを打ち消すことができる人が、自分に自信のもてる人**なのかもしれません。

例えば、ナンパ。「やってみなきゃ、わからない」と、いくら断られてもめげずにチャレンジし続ける人は、ネガティブファンタジーには目もくれない。下手な鉄砲も数撃ちゃ当たるとばかりに行動できるのは、主観的な成功確率が高いからです。そういう人は、いつか必ずナンパ成功の時が来ます。

逆に、ネガティブファンタジーが強く、「どうせダメに決まっている」という人は、必要以上に難易度を高く見積もるため、主観的な成功確率が低くなってしまい、行動には移しません。チャレンジをしないため、ナンパ成功の時は絶対に来ない。こういうタイプへの励まし方は、「ダメ元、ダメ元。失敗しても誰にも迷惑かけないし、命取られるわけでもないじゃん！　上手くいったら超ラッキー！」

以上をまとめると、動機付けの大きさをＵＰするためには、次の2点がポイントです。

・達成することで得られる報酬　その人の価値観にフィットした報酬を設定
・主観的な成功確率を上げる＝主観的な難易度を下げる（ネガティブファンタジーを減らす方策が効果的）

〈その人の価値観にフィットした報酬〉

報酬は高ければいいというものではありません。その人が獲得して嬉しいものであることが必要です。心から「欲しい！」と思えるならば、動機付けの大きさは大幅にＵＰします。

〈ネガティブファンタジーを減らす方策〉

ネガティブファンタジーを減らすことができれば、最初の一歩を踏み出しやすくなります。

例えば、**営業マン**にとってのネガティブファンタジーは、「どうせ断られるに決まっている」「商品の説明がむずかしくて、お客さんに魅力が伝わると思えない」などでしょう。このようなネガティブファンタジーを減らすために有効なのは、魅力的な**ツール**（商品説明パンフ等）を用意すること。営業マン本人が見て、「これは自分で見ても魅力的だ」と思えるようなパンフであれば、ネガティブファンタジーを大幅に抑制できます。

例えば、新人職員にとってのネガティブファンタジーが、「健診予約の内容が複雑すぎて、電話を取るのが怖い。ちゃんと予約を受けられる自信がない。利用者様を怒らせてしまいそう」だとすると、用意するツールは、電話応答スクリプト。訊くべきこと、予想される質問への回答例を記載した資料が手元にあれば、電話を取る恐怖感を大幅に減らすことができます。

自分に自信がもてない人に「自信をもちなさい」とアドバイスをしても、そう簡単にもてるものではありません。しかし、「ネガティブファンタジー」が前向きな行動を邪魔していることに気付けば、新たな一歩を踏み出すキッカケになります。

「ネガティブファンタジー」という言葉（概念）をチームの共通語にして、気軽に「それってネガティブファンタジーじゃない？」と話し合えるようにしてみるといいかもしれません。

10 育成面談のすすめ

育成面談とは、年1～2回上司と部下がマンツーマンで面談する制度です。一般企業だけでなく医療機関でも制度化されているところは多いと思います。日常は業務上のやり取りが主で、育成という観点での話合いの時間はなかなか取れないものです。

秘訣16　動機付けのコツ

❶対象者の価値観にフィットした報酬を設定する。

❷ネガティブファンタジーを減らす方策を用意する。

上司から部下へ、部下から上司へ伝えたいことを、少なくとも年1～2回はしっかり伝え合える機会を持つ。日頃は取りにくい濃いコミュニケーションを通して、上司・部下の相互理解と成長を目的とした制度です。

やり方はいろいろありますが、**①上司は部下の思い（希望・不満・疑問・困っていること・提案等）を知り、②部下は自分の仕事ぶりについての客観的な意見・アドバイスを上司からもらう**。この2点を実現しようとする制度であることは共通していると思われます。仕事ぶりについてのチェックなので、言わば「仕事の健康診断」です。

育成面談制度がない法人でも、チームリーダーとして是非「育成面談」を行っていただきたいのです。むずかしく考える必要はありません。ちょっとした準備だけで簡単に行えます。

- ○月○日に30分程度の面談を行います。
- ①過去1年間の振り返り、②今、疑問に思っていること、困っていること、③提案、④これからの自分について等をA４判１枚程度に箇条書きでまとめておいて下さい。
- リーダーとして皆さんの思いを知りたい。リーダーとして皆さんに期待していることを伝えたい。**これが面談の目的です。**

この3点をメンバーの皆さんに伝える。あとは面談に適した時間と場所を用意するだけです。1日1人。20人いたとしても1カ月で完了できます。

メンバーの思いを知ることはとても大切です。チーム運営をスムーズに進めるためのヒントの宝庫です。しかし、それ以上に大切なのは、メンバー自身が一度立ち止まって、自分の歩んできた道を振り返り、今後自分はどうなりたいのかについて考えていただく点です。健康診断と同様に、年1～2回自分の仕事ぶりの状態を自ら見直し、他者（上司）の見方も知る。「仕事の健康診断」とは、そういう意味です。

もう少し具体的に、「育成面談シート」を用意しての実施例をご説明します。

〈実施例〉

Ａ４サイズの「育成面談シート」を用意。

手順① 育成面談シートを配布→回収

手順② 面談によって、本人に伝えたいことを事前に整理

・良い点（具体的に褒める事由）

・改善を要する点

・面談終了後、本人にどういう状態になってもらいたいか

例

・自分の長所を再確認。短所の改善ポイントが見えて、張り切っている状態

・チーム内での実力ある中堅スタッフとして、自分の強み弱みを自覚し、さらなる成長に向けて前向きになれている状態

・サブリーダーとして適切な対応ができている点を評価され、さらに前向きに取り組む状態

手順③ 手順②で作成したポイントに基づき、上司記入欄に記入。

手順④ 育成面談シートを材料に使用しての面談

図表10　育成面談シートの見本

項目	本人記入欄	上司記入欄
①過去１年間の振り返り ・成長できた点 ・改善を要する点		（左記への意見）
②今、疑問に思っていること、困っていること	（例）職場のこと、家庭の事情等	（左記への意見）
③提案 ・改善 ・新しい取組み		（左記への意見）
④これからの自分について（希望・目標）	（例）スキルアップ、リーダーを目指したい、勤務時間の増減希望等	（左記への意見）

秘訣17　育成面談の留意事項

❶面談の目的は、自分の今後の成長について前向きになってもらうこと。
❷改善点や注意点を先に伝え、そのあとで良い点を伝える。

・本人記入欄について、本人の考えと感想を求める。
・上司としての所感を具体的に伝える。
・一致点とズレについて話し合う。
・上司から、今後どのように貢献をしてもらいたいか、何ができるようになってもらいたいかを伝える。
・本人へ、言い残したことはないか、疑問点はないかを問いかける。

〈「皆さんに期待していること」の伝え方〉

3ボール2ストライク、という方法があります。改善や注意を喚起することを3点、本人の良い点を2点選んで伝える方法です。

最初に改善点について話をし、その後で良い点を話す。その順番のほうが面談を和やかに終えやすいです。自分でわかっていたとしても、他者から自分の弱み（改善点）を指摘されるのは辛いものです。自覚をしていなかったことであれば少なからずショックを受けるかもしれません。逆に、褒められると嬉しいものです。その状態で面談を終えることをお勧めします。

※　具体的な褒め方・叱り方（改善点の指摘）については、「8　褒める・叱る　のルール」を参照下さい。大切なのは、事実に基づいて褒める・叱ることです。

〈固有技術（職種ごとに必要な知識・技術・経験）の向上について〉

固有技術のスキルアップは、仕事を通じてだけではなく、自己学習が必須です。意欲や仕事への取組み姿勢が素晴らしかったとしても、プロとしての腕が未熟だと患者様やチームへの貢献は限られてしまいます。自己学習が足りないメンバーについては、具体的課題を提示して（宿題を与えて）、勉強の成果をチェックすることをお勧めします。

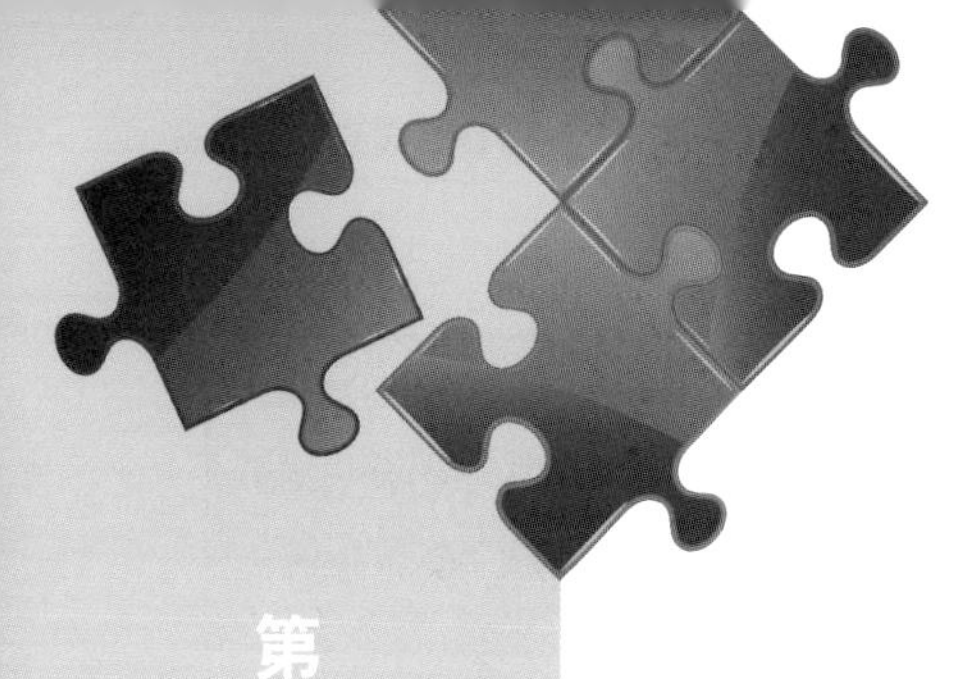

第3章

接遇（クレーム対応）

医療機関も「医療」というサービスを提供するサービス業です。一般サービス業の顧客に、一定割合のクレーマーが含まれるように、医療機関にとっての顧客（患者、利用者）のなかにもクレーマーが含まれます。元気な時には穏やかな人でも、体調不良が要因となり、怒りのスイッチが入りやすくなることはあるでしょう。その意味で、医療機関にとっても「接遇」はとても重要です。

接遇に関してはすでに良書が多く出版されています。接遇スキルの解説についてはそちらに譲り、本書では医療機関で起こりやすいクレーム対応に焦点を合わせて解説していきます。

クレーム対応の原則

一般的なクレーム対応の原則は、①じっくりと話を聞く、②お詫び、③再発防止の約束、④ご容赦のお願い──の4点です。

①じっくりと話を聞く（傾聴）

クレームの主たる原因が、ミス自体ではなく対応者の態度への腹立ちであることもめずらしいことではありません。じっくり話を聞くことで、何が問題だったのか、何をお詫びすべきかを知ることができます。

②お詫び

起こったことを消すことはできません。ミスや対応不十分であった点を率直にお詫びします。なぜミスが起こったかに言及する際には、言い訳っぽくならないように、事実に限定するのが望ましいです。

③再発防止の約束

ご容赦をお願いする前提条件として、再発防止策をご理解いただき、その確実な実行をお約束する。

秘訣18　クレーム対応の原則

❶状況確認のためにじっくりと話を聞く（傾聴）。
❷患者の怒りの原因を理解し、それについてお詫びする。
❸再発防止策を提示し、再発防止を約束する。
❹ご容赦をお願いする。

④ご容赦のお願い

ご容赦をいただけることにより、本クレームを解決（クローズ）できる。その際、金銭や便宜供与が容赦条件となることもあります。

一口にクレームと言っても、内容は様々です。まず、クレームの類型について考えてみましょう。

（クレームの類型）
①こちらのミスに対する強いクレーム（通常発生するクレームの多くがこのタイプ）
②こちらにはミスはないが、患者・利用者のご不便や、ご希望に沿えないことを要因とするクレーム
③金銭や特別な便宜供与を頑固に主張する悪質クレーム（ミスの有無を問わず）
④危機管理対応が必要なもの
⑤こちらの重大なミスを起因とする重大クレーム（いわゆる医療過誤）

※　⑤は専門家（弁護士等）が対処すべき内容なので、本書では触れません。

おおまかですが、日々発生しているクレームはこの５タイプに分類できそうです。同じように見えても、性質はかなり異なります。以下、クレーム対応の原則と対応例をタイプ別に解説していきます。

こちらのミスに対する強いクレーム

ケース⑦　何の説明もなく、高い検査が指示された。納得できないし、検査を受けたくない

医師Aの診察室から出てきた患者Bが、医師Aの指示した検査室ではなく、受付にいた医事Cに対してクレーム。

患者B　内科のA先生はおかしい！　何の説明もせずにCT検査に行けと言われた。こんなのは初めてです！　こちらの病院では、そういうやり方なんですか？　そんな病院なら、もう検査も診察も受けたくないです！　帰ります！

医事C　B様、医師からCT検査の説明がなかったのですね。大変申し訳ございません。お話をお伺いしたいので、少しお時間よろしいでしょうか。

（医事Cは、受付横のスペースに患者Bを誘導した）

医事C　B様、レントゲン撮影はすんでいるのでしょうか？

患者B　カルテを見ればわかるでしょ。今日、診察の前にやってるわよ。

医事C　失礼しました。（電カルを確認する）今日、診察の前にレントゲン撮影をされたのですね。A医師からレントゲン結果に関する説明はございましたでしょうか？

患者B　あったけど、よくわからなかった。あの先生、モゴモゴ話すのでよく聞き取れないんです。

医事Ｃ　そうでしたか。重ね重ね申し訳ございません。レントゲン結果に関する説明はあったけど、説明がわかりづらかったのですね。そのあとのＣＴ検査の指示についてですが、ＣＴ検査を行う目的についての説明がなかったということでしょうか。

患者Ｂ　そう、何も言わなかった！

医事Ｃ　よくわかりました。ＣＴ検査を行う目的についての説明がなかった、のでございますね。Ｂ様にご不快な思いをさせてしまい、本当に申し訳ございません。私どもは、検査を実施する際には必ず目的を患者様にご説明し、ご理解いただいたうえで実施するようにルールを定めております。今すぐにＡ医師に確認を取って参りますので、こちらにお掛けになって、少々お待ちいただけますでしょうか。

患者Ｂ　わかったから、早くして！

医事Ｃ　Ｂ様、お待たせ致しました。Ａ医師に確認したところ、ＣＴ検査についての説明が抜けてしまっていたとのことでした。大変申し訳ございません。このあと検査の目的について改めてご説明したいと申しておりますが、Ｂ様のご都合はいかがでしょうか。

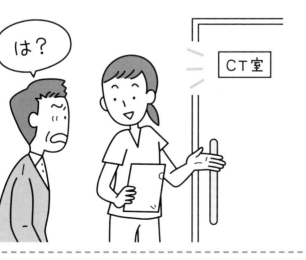

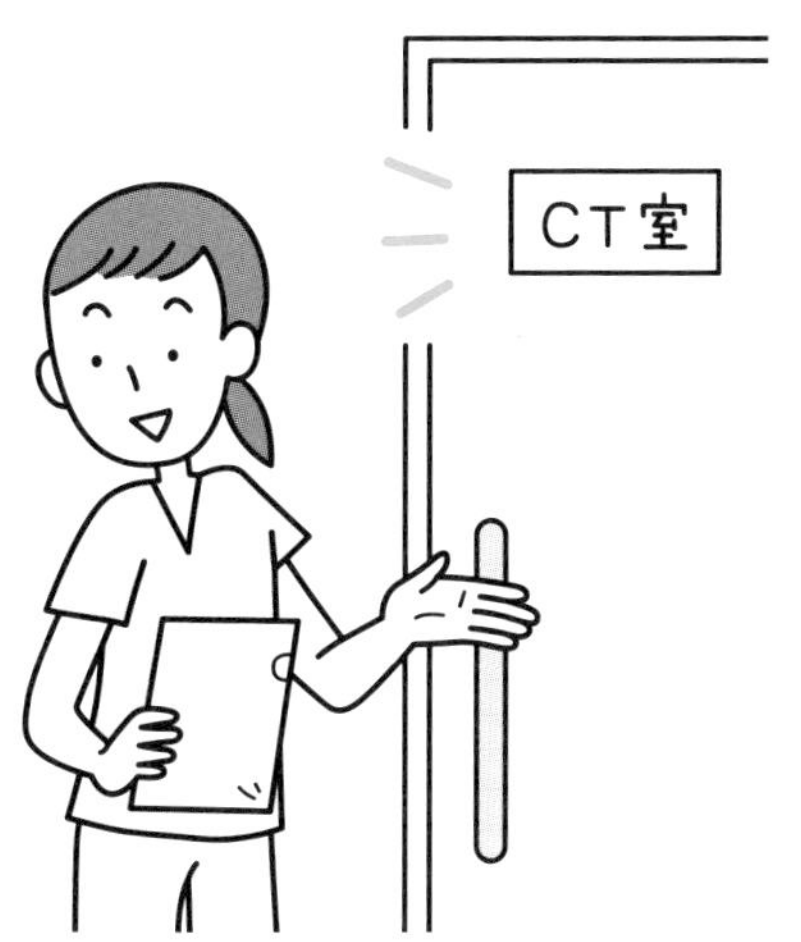

秘訣19　患者から話を聞く時のコツ

❶状況確認のため、こちらから質問をする。

❷回答をそのまま繰り返して患者に確認を取る。

検査実施後、会計にて

医事C　B様、本日は大変ご迷惑をおかけし、申し訳ございませんでした。A医師には、改めて検査の事前説明ルールについて説明をし、実施の徹底を行いました。今後、このようなミスが起こらないように、他の医師を含めて徹底を行いますので、今回のミスについてはご容赦いただけないでしょうか。本当に申し訳ございません。

〈ケース解説〉

①じっくりと話を聞く

患者の主張だけでなく、状況確認をするために、いくつか質問を行っている。**ポイントは、その回答をそのまま繰り返して、患者に確認を取っている**こと（右記ケースの傍線部）。復唱は、事実を確認するだけでなく、誠実に対応してくれている、との印象をもってもらえるメリットがあります。ただし、あまりにしつこい復唱は、嫌がられることもあります。相手の表情に注意しながら行って下さい。

ヒアリングにより、CT検査の目的説明がなかった、または説明はしたもののわかりづらく患者に伝わっていなかったことが確認できた。

②お詫び

当方のミスに対して、率直にお詫びする。その際、患者が**何に対して怒っているのかを理解し、その原因についてお詫びする**ことが大切です。

③再発防止の約束

再発防止策を必ず入れる理由は、クレームの原因が、単にミスしたことに対してだけではなく、**自分が軽く扱われた、ないがしろにされた、**という感情に起因することが多いからです。再発防止策の提示は、法人としてミスを認め、それに対して**しっかりと向き合うという姿勢を示す**こととなり、**意見が重要なこととして扱われた印象**を与えます。

④ご容赦のお願い

クレームのクロージングはご容赦いただくことで完結します。通常は、口頭でのお詫びとご容赦のお願いで完結できますが、患者様に金銭的・物理的・時間的に大きな実損が生じた場合には、その実損の補填が必要になることもあります。

※　実損の補填については、専門家（弁護士）にご相談下さい。

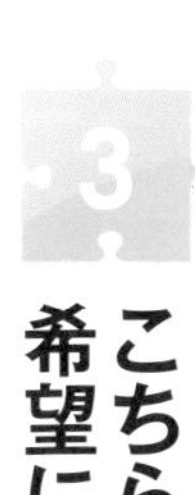

こちらにはミスはないが、患者・利用者の不便や、希望に沿えないことを要因とするクレーム

ケース⑧　クリニックに行くのは嫌だから、診察なしで処方箋だけＦＡＸしてくれ（電話）

患者Ａ　いつもの症状が出たので薬がほしい。いつものでいいから処方箋をＦＡＸしてほしい。

医事Ｂ　Ａ様、前回来院されたのは、半年前でございますね。たしかに診察と処方箋の記録はございますが、診察なしでの処方箋の発行は致しかねます。申し訳ございません。保険診療制度で、認められていないのです。

患者A　何言ってるの？　○○病院は、やってくれた。ごまかさないでよ。

医事B　そうおっしゃられても、できないんです。

患者A　あなたじゃ話にならない。クリニックの責任者と代わって！

医事C　お電話代わりました。マネージャーのCと申します。処方箋のFAXをご希望とうかがいましたが。

患者A　話は聞いたんでしょ？　やってくれるんでしょうね？

医事C　先ほどお答えしたとおり、診察なしでの処方箋発行はできません。しかし、お電話で医師とお話していただいて、医師の判断により処方箋を発行できる場合はございます。いかがでしょうか。

患者A　じゃ、先生につないでよ。

医事C　医師は診察中でございますので、本日の17時から18時の間であれば、こちらからお電話することが可能です。その間、ご自宅でお待ちいただくことになりますが、よろしいでしょうか。ただし、お電話での問診の結果、実際の症状の確認や検査が必要と医師が判断する場合もあり得ます。その場合は、ご来院していただくことになりますので、あらかじめご承知下さい。

患者A　わかった。そうして！　（ガチャ）

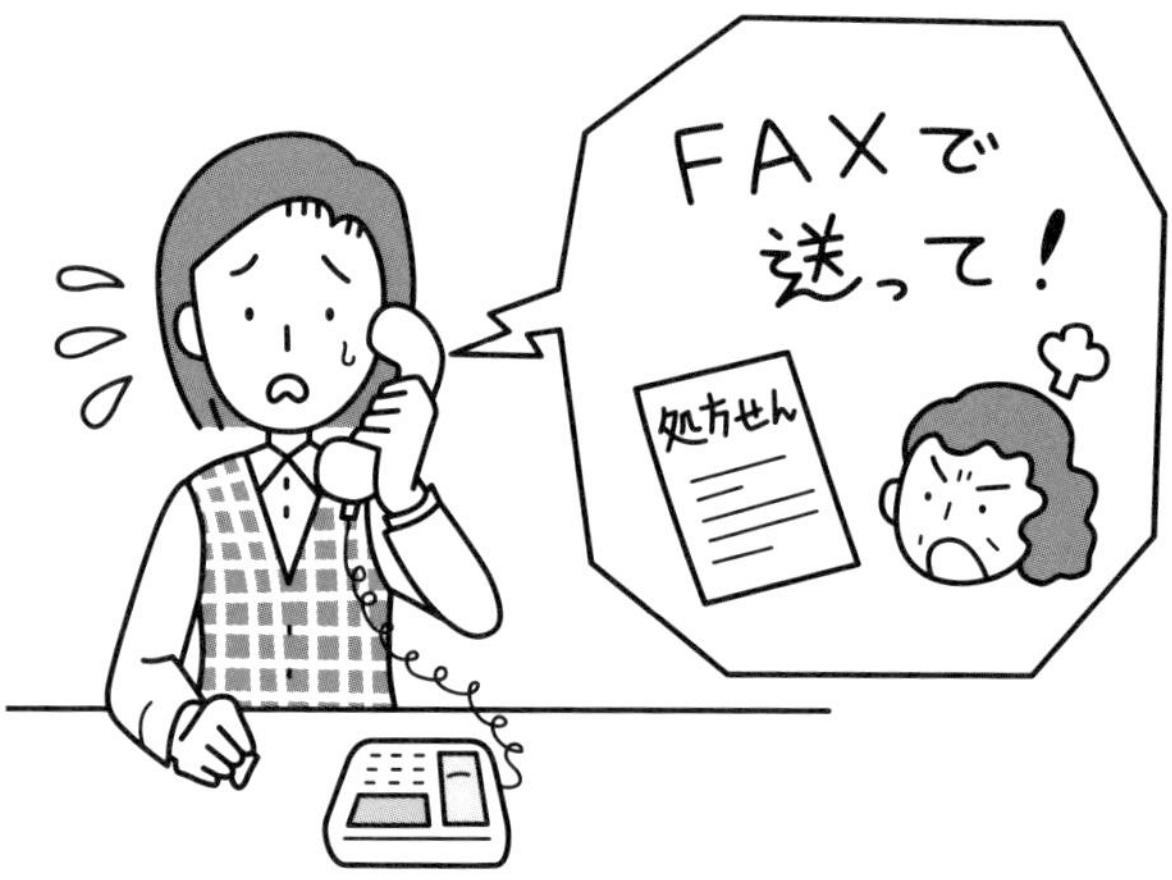

秘訣20　無理な要望への対応方法

❶できないことはお断りする。

❷同様な結果になる代替案を提示する。

〈ケース解説〉

このタイプのクレームには、ご要望をしっかりとお断りすることが原則です。

・予約の無理な割込み要望
・診察時間内に来れないから診察時間を延長しろ
・ほしいのは処方箋だけ、診察なしで処方箋を出せ

このように、医療機関側が定めているルールに従わず、自分の都合を強く主張するものが該当します。

その意味では、医事Bの対応が間違っているわけではありません。できないことを承諾してはいけません。しかし、できない理由を説明しても患者が納得しない場合は、このケースのように同様な結果になる代替案を提示する方法が有効です。

・予約の無理な割込み要望　→　他の医師、他の日のご案内
・診察時間内に来れないから診察時間を延長しろ　→　別日、または他医療機関のご案内
・欲しいのは処方箋だけ、診察なしで処方箋を出せ　→　電話での診察（問診）

この場合にも、**クッション言葉**（大変恐縮ですが、大変申し訳ございませんが、ご意向に添えず、心苦しいのですが…等）とともに、「申し訳なさそうな表情」が重要です。**特に、こちらにミスがない場合のクレームに対しては、ついついこちらの表情も固くなりがちです。お断りする際のテクニックとしての「申し訳なさそうな表情」を意識して下さい。**

※　本章「7」接遇の３つの表情、「8」クッション言葉　参照

金銭や特別な便宜供与を頑固に主張する悪質クレーム（ミスの有無を問わず）

悪質クレーマーの対応はむずかしい。サービス業に携わった方であれば、誰もが対応に窮した経験があるのでは？　では、どのような場合に私達は「窮する」のでしょうか。

（1）悪質クレーマーの攻撃パターン

・答えられない質問をしてくる。「あなたの言うとおりにしたら100％治るのですね？　保証してくれるのですね？」
・不条理な要求をしてくる。「あんなの診察じゃない。診察代なんか払えるか！」
・「なぜだ！」を繰り返す。（何度も説明させて、矛盾を見つけてそこを突こうという作戦）
・揚げ足を取った質問をしてくる。「さっき言ったことと違うじゃないか！」（対応者をパニックに陥らせようという作戦）
・自分が窮すると「納得がいかない！　責任者を呼んで来い！」（対応者をパニックに陥らせようという作戦）
・特別扱いを要求してくる。「喉が渇いたからお茶を出せ」（自分が優位に立っていることを強調する作戦）

「対応に窮する」のは、右記のように、答えにくい質問や要求を連続でかぶせるように浴びせられたときです。誰もが一時的に頭が混乱します。顔は紅潮し、心拍数も上がります。その状態では上手な対応はむずかしく、対応ミスも出やすい。悪質クレーマーはそれを狙っているのです。

秘訣21　クレーム対応時にパニックになりかけたら

1「確認して参ります。お掛けになってお待ちください」とその場を離れる。

秘訣22　会計ルールの説明

1 原則的に診療行為の点数は全国共通であること、したがってどの医療機関も同じ対応をすることを説明し、反論を封じる。

(2) 意外な対応方法

悪質クレーマーも含めて、私達は誠意をもって対応する必要がありますが、右記のような攻撃への効果的な防御策は、

「申し訳ございませんが、そのご質問（要望）にはお答えしかねます」

「さきほどご説明したとおりでございます」

つまり、まともに答えないということ。そういう方法もあることを覚えておいて下さい。

もちろん、正当な質問には誠意をもって回答しなければなりません。こちらにミスがあったのなら誠実にお詫びしなければなりません。しかし、**悪質クレーマーの不条理な質問／要望には、まともに答える必要はない**ということです。繰り返しの説明は最小限に留めること。説明を繰り返さざるを得ない場合は、できるだけ説明を変えないこと。申し訳ないという表情を維持するものの、**できるだけ沈黙を保つ**こと。答えられることだけを答えればよいのです。

私達には「質問」には答えなければならない、という**思い込み**があります。接客業で客から質問があれば、お答えするのは当然ですが、悪質クレーマーはそこを悪用してきます。答えられない質問には答えなくてよい。同じ質問には「ご説明したとおり」でよいのです。

パニックになりそうと感じたら、「確認して参ります。お掛けになってお待ち下さい」と言い残していったんその場から離れて下さい。相談できる人がいない場合でも、その場を離れることで冷静になれます。

以下、必ずしも悪質クレーマーではなくても、一時的な怒りのために過激な要求をしてくるケースの対応例をご紹介します。

※ 以下の例では、過激な要求への対応例を示したいため、傾聴の部分は割愛し、クロージングの部分を紹介しています。

ケース⑨　あなたの言うとおりにしたら100％治るのですね？　保証してくれるのですね？

クレーマー　言うとおりにしても100％治らないというのか？　なんのための治療だ！　成果を保証しろ！

医　事　当院を含め、すべての医療機関は100％の治癒をお約束するものではありません。もちろん、全力で治療にあたりますが、保証はいたしかねます。

クレーマー　なんだと、なぜ保証できないんだ！

医　事　さきほどご説明したとおりでございます。

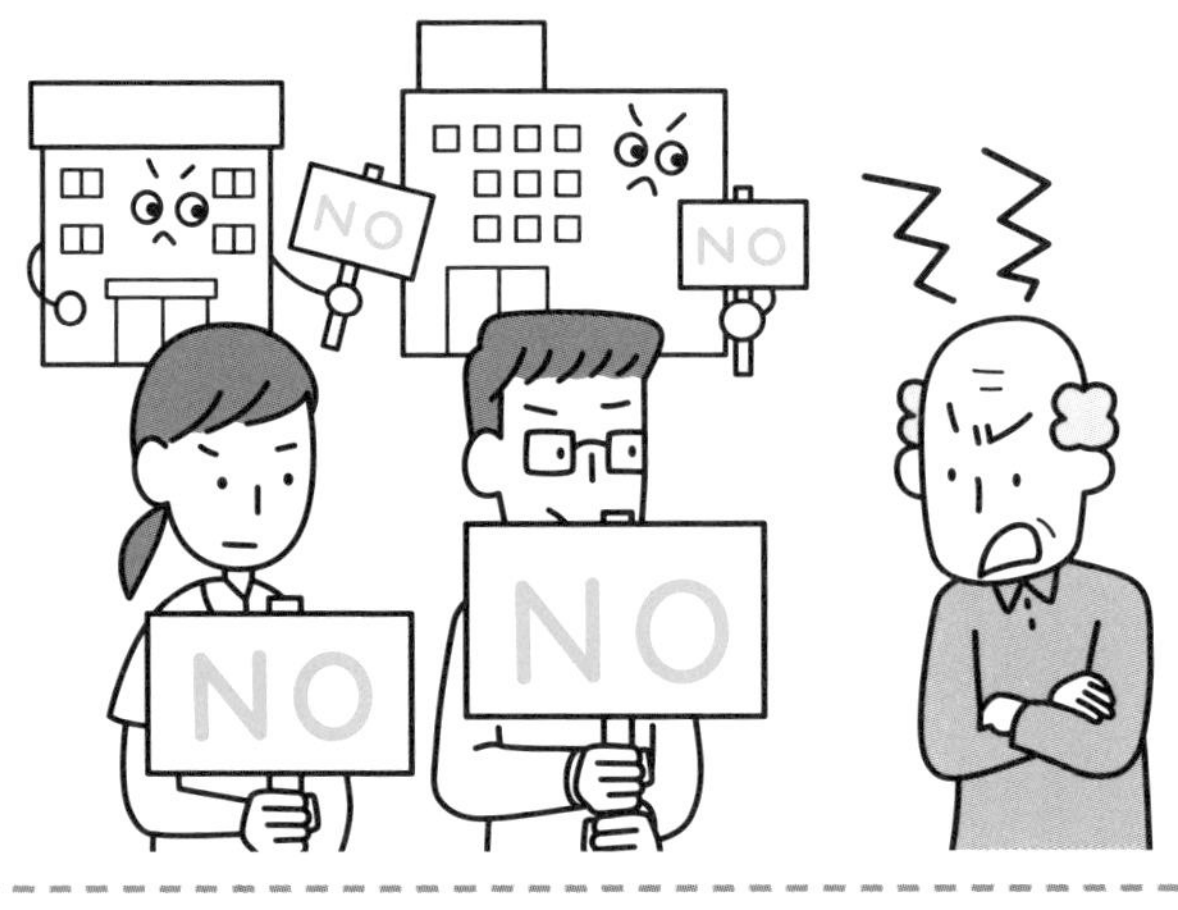

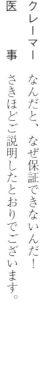

〈ケース解説〉

淡々と医療機関のルールを説明し、ＮＯの意思表示をする。そもそも、１００％治ると保証できないことは、クレーマー本人もわかっていること。

ケース⑩　問診票だけ見て、患部を見ようともしない。あんなの診察じゃない！　診察代なんか払えるか！

医　　事　○○様にご不快な思いをさせてしまい、本当に申し訳ございません。今まで診察後に診察代を頂戴しなかった例はございませんのでむずかしいと思いますが、**一両日のお時間**をいただけますでしょうか。診察の内容についてのことですので、医師にも確認のうえで私が責任をもって必ずご回答させていただきます。**大変恐縮ですが、今日のところはご会計していただき**、ご返金が適切となった場合には返金させていただきます。**医療機関の会計ルールは、当院独自のものではなく、全国共通**のものですので、ご理解のほどをお願い致します。

クレーマー　嫌だ。払いたくない！

医　　事　医療機関の会計ルールは、当院独自のものではなく、全国共通のものでございます。**重ねてご**

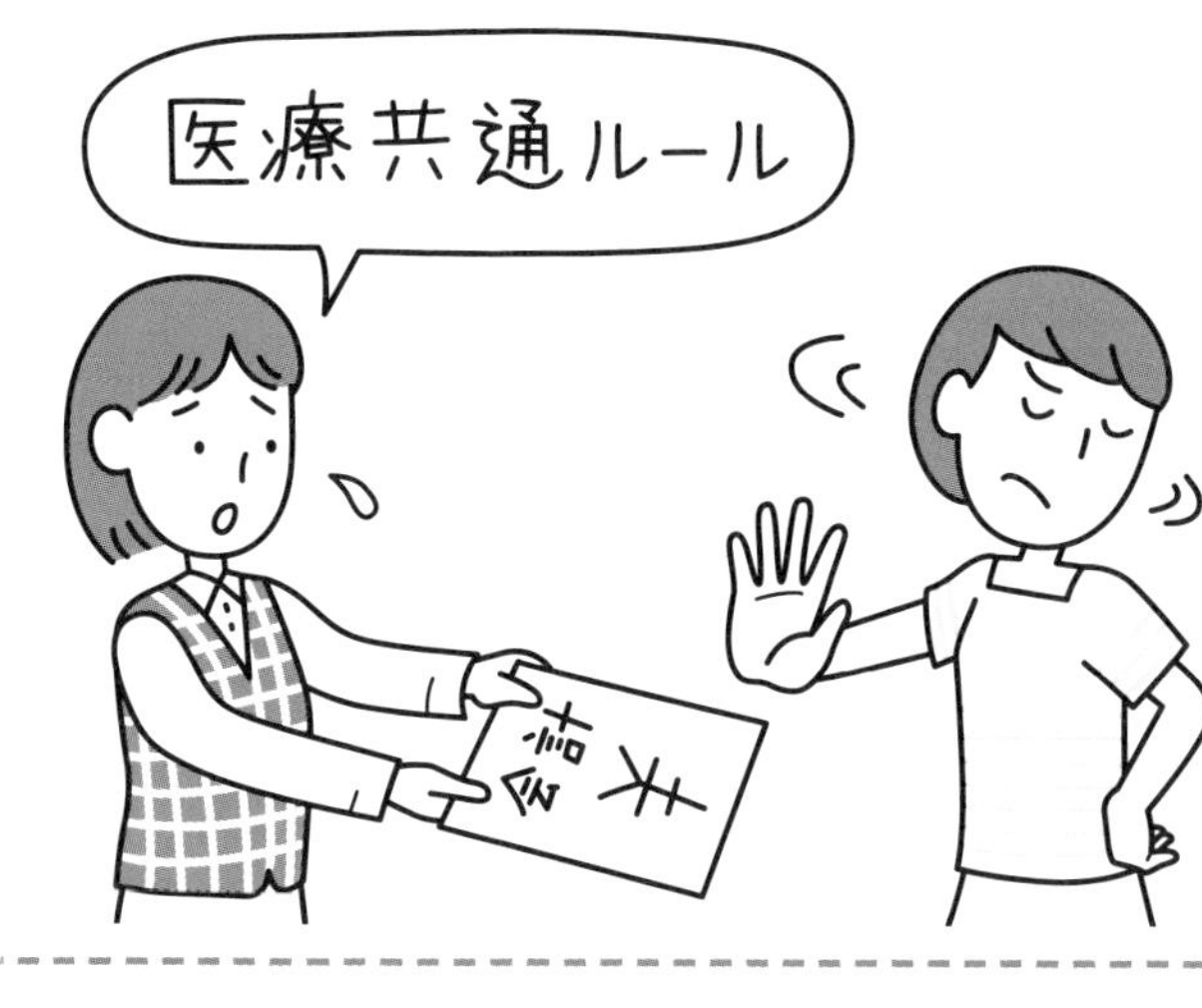

理解のほどをお願い致します。

〈ケース解説〉

医療機関共通のルールであることを強調して、支払いに応じていただく。しかし、頑として聞かない場合は、「支払いを保留（処方箋も渡さない）」したうえでお帰りいただき、後日、改めて事情を説明したうえで支払いをお願いする。時間を置くことで、怒りが治まるケースもある。診療の内容について、クレームとなっても仕方ない状況であった場合には、こちらの非を認めて診察代の請求を取り下げることもあり得る。支払いなしにするかどうかの回答は保留すること。

ケース⑪ カルテ開示をお願いしたら、医師はすぐ出せると言ったじゃないか！ 誠意を見せろ、金は払わないからな！

患者から、「カルテ開示を要求したのにいつまでも出てこない」とのクレームが発生した。詳しく話をうかがい、担当医師に確認したところ、「診療情報提供書と勘違いしていた」との事実が判明。医事が説明と謝罪を行ったが、クレーマーはヒートアップしていった。

医　事　○○様にご不快な思いをさせてしまい、本当に申し訳ございません。担当医師に確認したところ、診療情報提供書と勘違いしたとのことでした。こちらのミスで○○様に間違ったご説明をしてしまい、誠に申し訳ございません。今後、このようなミスが起こらないように医師を含めて徹底を行いますので、今回のミスについてはご容赦いただけないでしょうか。本当に申し訳ございません。

クレーマー　嫌だ、そちらのミスだろう。誠意を見せろ！

医　事　○○様にご不快な思いをさせてしまったこと、重ねてお詫び申し上げます。お支払いいただけないとなると、ルールにより手続きを進めることができません。**今後、このようなミスが起こらないように医師を含めて徹底を行いますので、今回のミスについてはご容赦いただけないでしょうか。本当に申し訳ございません。（太字部分は同じ言葉の繰り返し）**

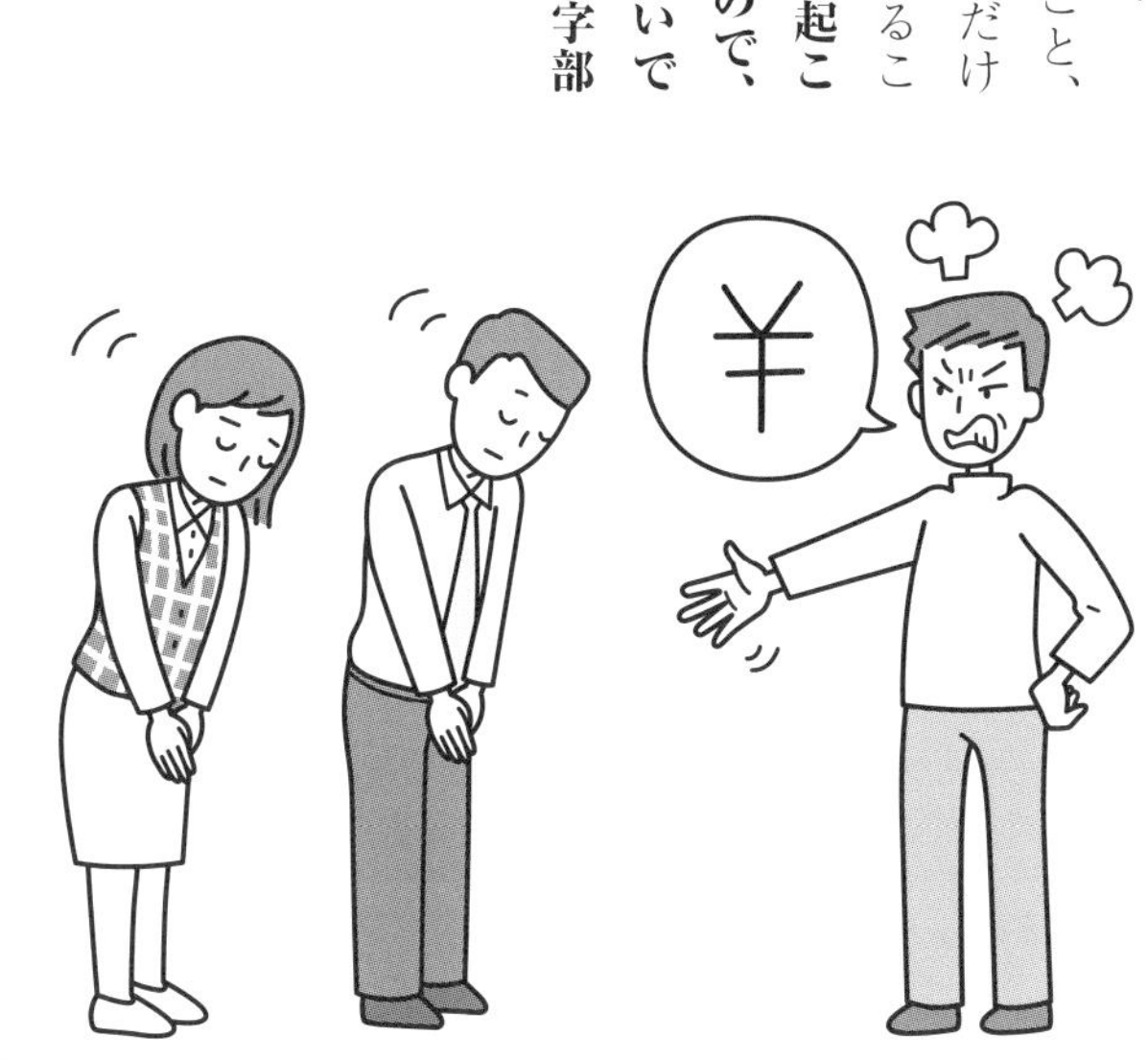

〈ケース解説〉

ミスであることを率直に認め、お詫びして再発防止を約束します。私達にとっての「誠意」は、誠実にミスを認めてお詫びし、再発防止策を講じて患者に迷惑をかけないようにすることであり、金銭的な要求に応じる必要はありません。

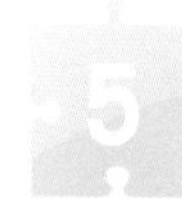

危機管理の観点から……自分の身の安全を守る

前述の悪質クレーマー対策は、暴力までは働かないという前提で記述しています。しかし、医療機関であっても犯罪に巻き込まれる可能性はあります。暴力の危険を感じたら、**まずご自身の安全を最優先に考えて下さい。**

(1) 危険者対応時のポイント

・カウンターの内側から出ず、カウンター越しの対応を続ける（いつでも逃げ出せるように体勢の準備）。

※ 危険性を感じる相手の場合、別室へ誘導しての対応は避けましょう。他の患者には少々ご迷惑をお掛けすることになりますが、見える／聞こえる場所での対応が望ましいです。他の患者の存在が暴力の抑止力になります。

・相手が腕を伸ばしても届かない距離を保つ。
・いつでも逃げ出せるように避難経路を思い描く。
・一対一の対応は避ける。
・対応者を孤立させないように補助者を必ずつける（1～2名）。黙って立っているだけでよい。
・会話を録音する。
・監視カメラをチラっと見て、録画されていることを相手にわからせる。

秘訣23 危険者対応のポイント

❶ 事前準備を怠らない（警察への事前相談、通報の仕方、監視カメラのチェック――等）

（２）警察を呼ぶタイミングと通報方法

・Ｋ１　大声で喚き散らす、カウンターを叩くなどの迷惑行為が○分続いたとき　↓　威力業務妨害罪
・Ｋ２　「殺すぞ」「殴るぞ」などの言葉で脅した時　↓　脅迫罪
・Ｋ３　こちらの体に触れた時（掴む、殴る、押す等）　↓　暴行罪または傷害罪

に該当する可能性

対応者が警察を呼ぶのは困難なので、補助者かその場所にいる別の職員が少し離れた場所から１１０番通報します。対応者または補助者が「**Ｋ１（ケイワン）連絡お願いします**」と声を上げ、それを聞いた者がまず１１０番通報、その後本部に連絡する。「Ｋ１」といった符丁は、それぞれの職場で覚えやすいもので構いません。どの程度で警察に通報すべきか、迷っても当然です。医療機関の所在地を管轄する警察署に、事前に相談しておくと良いと思います。

6 応招義務（医師法第19条）

医師法第19条の定めにより、医療機関は正当な事由がなければ診察を拒絶することはできません。これを応招義務といいます。医師法では、「正当な事由」について具体的に記述されていないため、判例と令和元年12月25日厚生労働省通知が判断基準となります。本通知により、応招義務の範囲が大幅に狭められました（左記の注を参照下さい）。

※　医師法第19条第１項の文言「診療に従事する医師は、診察治療の求があつた場合には、正当な事由がなければ、これを拒んではならない」。

例えば、長時間待ちなどの理由により、大声で怒鳴り続ける患者様に対して、「大声で怒鳴るのであれば、当院で診察することができません。お帰り下さい」と言えるでしょうか？　次のケースで検討してみましょう。

ケース⑫　いつまで待たせるんだ！

クレーマー　いつまで待たせるんだ！（かなり大声でのクレーム）

医　　事　長時間お待たせして大変申し訳ございません。急患の対応により、かなりお待たせしております。順番に診察は行っておりますので、今しばらくお待ちいただきますようお願い致します。

クレーマー　（さらに大きな声でクレーム）

医　　事　そんなに大声を出されますと診療に支障が出ますので、お静かにお願い致します。

クレーマー　（大きな声で喚き続ける）

医　　事　静かにお待ちいただけないのであれば、当院で診察することができません。どうかお静かにお待ち下さい。

クレーマー　（大きな声で喚き続ける）

医　　事　大変申し訳ございませんが、他の患者様のご迷惑になりますので、当院で診察することはできません。どうぞお帰り下さい。

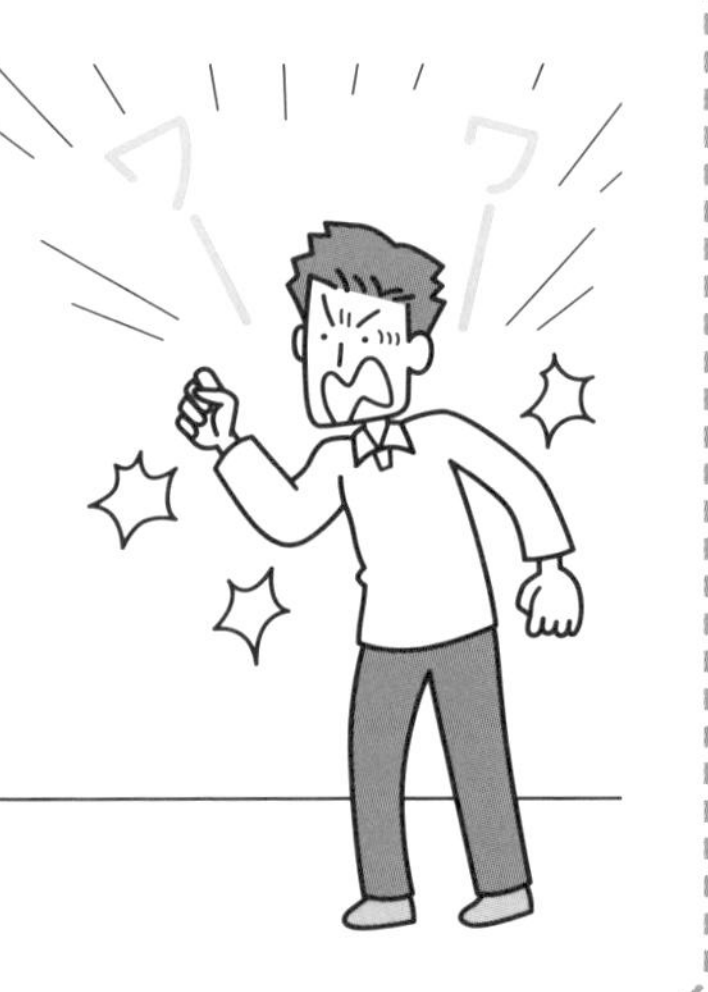

秘訣24　応招義務のポイント

1「診療の基礎となる信頼関係が喪失している場合」は新たな診療を行わないことが正当化される。（厚生労働省通知）

2法令を正しく知ることで、自信をもって対処できるようになる。

〈ケース解説〉

右記のケースであれば、お帰り願うことは応招義務違反にはならないと考えられます。何度も静かにお待ちいただく要請をしているにも関わらず、「大声で怒鳴り続ける」状態であるからです。例えば、診察室内または診察室からあまり離れていない場所での大声は、誰が見ても医師の診察を妨げる行為です。下記通知で明示されている「**診療の基礎となる信頼関係が喪失している**」に該当していると判断できますので、お帰りいただいても診療拒否には当たらないと考えられます（本ケースは応招義務違反の問題以前に、威力業務妨害罪に該当する可能性もあります）。

ただし、応招義務の範囲がかなり狭められたとはいえ、拡大解釈は危険です。可能な限り診察を行えるよう患者にご協力いただく努力が必要です。

通知　応招義務をはじめとした診察治療の求めに対する適切な対応の在り方等について

①患者の迷惑行為

診療・療養等において生じた又は生じている迷惑行為の態様に照らし、**診療の基礎となる信頼関係が喪失している場合**（※）は、新たな診療を行わないことが正当化される。

※ **診療内容そのものと関係ないクレーム等を繰り返し続ける等。**

②医療費不払い

以前に医療費の不払いがあったとしても、そのことのみをもって診療しないことは正当化されない。しかし、支払能力があるにもかかわらず悪意を持ってあえて支払わない場合等には、診療しないことが正当化される。具体的には、保険未加入等医療費の支払い能力が不確定であることのみをもって診療しないことは正当化されないが、医学的な治療を要さない自由診療において支払い能力を有さない患者を診療しないこと等は正当化される。また、特段の理由なく保険診療において自己負担分の未払いが重なっている場合には、悪意のある未払いであることが推定される場合もある。

厚生労働省通知令和元年12月25日（医政発1225第4号）抜粋

接遇の3つの表情

私達は医療機関ですが、サービスの提供という点では接客業でもあります。受付・会計を担当する医事スタッフのみが接遇を行うのではなく、医師を含めた全スタッフが**接遇マインドで患者と接することが大切**です。

接遇は**おもてなし精神**が土台にあることが必要ですが、**テクニック**も必要です。例えば**クッション言葉**（大変恐縮ですが、大変申し訳ございませんが、ご意向に添えず、心苦しいのですが――等）は上手に使うととても有効ですが、**顔の表情が伴わないと効果が半減**します。逆に言葉が少し足りなくても、顔の表情がそれを補ってくれます。

具体的には、**①笑顔、②真面目な表情、③申し訳なさそうな表情**、の3つの表情を上手に使い分けることです。

①笑顔

笑顔には患者様の不機嫌・不安等を和らげる力があります。私達の勤務中の表情は、原則として柔らかい笑顔。私達は常に見られています。普段の表情が職場の印象を大きく左右するので、見られていることを意識しましょう。

患者とのその日のファーストコンタクト時はより明るい笑顔。これにより、患者の心も和らぎます。

②真面目な表情

笑顔がそぐわないシーンもあります。患者からの訴え（痛み・クレーム）があった際は、笑顔ではなく真面目な表情が適切です。訴えの内容にもよりますが、笑顔はふさわしくありません。

③申し訳なさそうな表情（お詫びとお断り）

秘訣25　接遇の３つの表情

1 笑顔：勤務中は原則として柔らかい笑顔で過ごす。患者とのその日のファーストコンタクトはより明るい笑顔で。

2 真面目な表情：患者からの訴えを聞く際は真面目な表情で。

3 申し訳なさそうな表情：患者にお詫びやお断りを行う際は、こちらに非がない場合でも申し訳なさそうにする。

３つの表情のなかで一番むずかしいものかもしれません。お詫びとお断りを行うときの「申し訳なさそうな表情」は非常に有効です。患者にご迷惑をお掛けした時、具体的にはこちらのミス、予約時間からの大幅の遅れ、長時間待ち等については、**お詫び**の言葉とともに、「申し訳なさそうな表情」がとても大切です。

こちらのミスの場合は、自然と「**申し訳なさそうな表情**」になりますが、そうでない場合は「**ぶっきらぼうな表情**」（仕方ないじゃない、私達の責任じゃない）になる恐れがあるので注意が必要です。

もう一つ、患者からの無理なご要望（予約の無理な割込み要望、診療時間内に来れないから診察時間を延長しろ、診察なしで処方箋を出せ、その他不条理な悪質クレームというべき注文）に対してはお断りすることになりますが、この場合にも**クッション言葉**とともに、「申し訳なさそうな表情」が重要です。**特に、不条理な悪質クレームというべき注文については、ついついこちらの表情も固くなりがちです。お断りする際のテクニックとしての「申し訳なさそうな表情」を意識して下さい。**

接遇は、右記の３つの表情ができれば良いというものではなく、多くの書籍が出されるほど奥深いものです。しかし、普段から、**①笑顔を基本に、状況に応じて、②真面目な表情、③申し訳なさそうな表情**――を意識していると、接遇に自信がもてるようになります。

実はこのテクニックは**新人には特に有効**です。新人にはミスがつきものだからです。**お詫びとお断りの技術**を身につけることで、失敗への恐怖心を和らげることができます。新しいことへのチャレンジを後押しする効果がありますので、**表情とクッション言葉**のテクニックを伝授してあげて下さい。

8 クッション言葉（フレーズ）集

クレーム対応時に使える便利なクッション言葉例をいくつかご紹介します。本章のクレーマー対応例も、左記クッション言葉の組合せです。

図表 11　使えるクッション言葉

場面	クッション言葉
お詫びする	・○○様にご不快な思いをさせてしまい、本当に申し訳ございません。 ・度重なる失礼、本当に申し訳ありませんでした。 ・多大なご迷惑をおかけして、心から申し訳なく存じます ・再度のミスを犯し、お詫びの申し上げようもございません。 ・単純ミスから生じたものとはいえ、確実な作業を心がけていれば起き得なかったこと。深く反省しております。 ・お怒りはごもっとものことでございまして、弁解の余地もございません。
ご容赦	・今後、このようなミスが起こらないように医師を含めて徹底を行いますので、今回のミスについてはご容赦いただけないでしょうか。本当に申し訳ございません。 ・ご容赦くださいますよう、お願い申し上げます。 ・ご勘弁願えませんでしょうか。
断る	・ご意向に沿えず、大変心苦しいのですが～～致しかねます。 ・あいにくですが～ ・せっかくですが～ ・申し訳ありませんが～ ・ご要望に沿えず、申し訳ありません。
ものを尋ねる	・差し支えなければ～ ・失礼ですが～ ・ご迷惑でなければ～ ・おうかがいしたい（教えていただきたい）ことがあるのですが～
依頼する	・お手数おかけしますが～～していただけますと助かります。ご面倒をお掛けして申し訳ございません。 ・恐れ入りますが～ ・ご面倒でなければ、～～していただけますと助かります。 ・ご都合がよろしければ～ ・お忙しいところ申し訳ありませんが～ ・可能であれば、～していただいてもよろしいでしょうか。 ・もし、よろしければ、～していただけますとありがたいのですが。
相手が勘違い	・説明が十分ではなかったかもしれませんが～ ・私どもの説明不足だったかもしれませんが～ ・言葉が足りなかったかもしれませんが～
援助を申し出る	・お力になれることがあれば～ ・私にできることがあれば～ ・もしよろしければ～

相手に確認を求める場面で、『〜でよろしかったですか？』とか『〜でお間違いないでしょうか？』といった表現が使われることがあります。受付や電話応対の際によく耳にします。若い方達は何の違和感もなく使っているようですが、昭和生まれの筆者はとても違和感を覚えます。

例えば、自分の携帯電話に電話がかかってきて、『○○様の携帯でお間違いないでしょうか？』と言われて、あなたは違和感を覚えませんか？

その違和感の原因は「間違い」に「お」を付けることにあります。つまり、本来、『〜でお間違いないでしょうか？』を使う場面は、相手が間違っている可能性がある時や、意思の最終確認をする時であり、「間違う」可能性のある相手に対して使うから敬語表現として「お」を付けるわけです。「お間違いないでしょうか？」と言うと、「あなたは間違っていませんか？」と言っていることになります。電話が掛かってきて、いきなり「今お話しの携帯電話はあなたのですか？　あなたは間違っていませんか？」と言われているのと同じなのです。

感覚的に「私は掛け間違いをしていないでしょうか？」と言いたいのだと分かるから、違和感が生じないのかもしれません。右記の例は明らかに誤った表現ですが、言葉は時代によって変化するもの。そのうち、広辞苑で「お間違い」の使用例として紹介される日が来るのかもしれません。

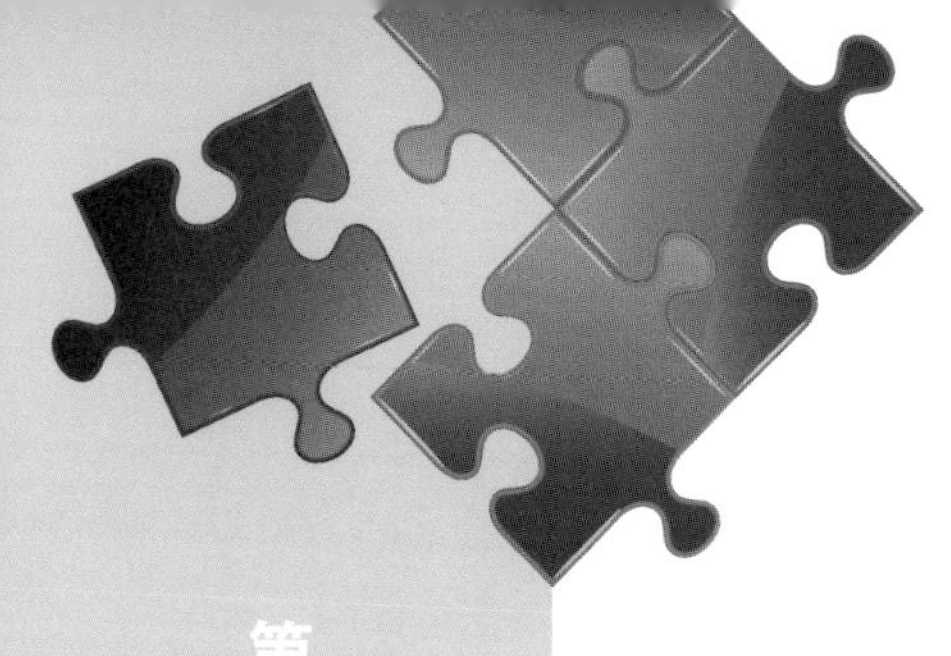

第4章

リーダーに必要な管理スキル

〈新任リーダーの仕事始め〉

新しくリーダーに任命されたとき、何から手をつけたらよいか迷いますよね。転職や他チームからの異動で新リーダーとなった場合と、現チームのメンバーから新リーダーに登用された場合とでは、スタートの切り方が少し異なりますが、両者に共通している点をご紹介します。

チームリーダーに任命された場合、看護師長（技師長／医事課長等）としての経験が豊富であっても、まず行うべきことは、①チームの役割の把握、②チームの現在業務の全体像の把握、③チームメンバーの個性の理解、の3点です。リーダーとして行動しなければ！と、いきなりトップギアで走り出すのでなく、①②③を意識して、ローギアでゆっくり確実にスタートされることをお勧めします。

①チームの役割の把握――チームの役割を小さくしない

リーダーの一番大切な役割は、チームの果たすべき役割を、なんとかやりくりして果たすことです。チームの役割を知らずしてリーダーの役割を果たすことはできません。例えば処置チームであれば、自チームが担当する場所（病棟／診療科等）はどこか。処置業務の範囲はどこからどこまでか。カバーすべき時間帯は何時から何時までか等。それらを正しく理解し適切に処置人員を配置して、必要な処置業務をルールどおり正しく滞りなく行うことがチームの役割です。その役割を果たす責任者がリーダー（看護師長）であるわけです。

チームの役割は、縮小解釈される性質があることに注意が必要です。縮小解釈したほうがチームのマネジメントがしやすくなり、メンバーも自分の仕事が増えないからです。「それはうちのチームの仕事じゃない」というフレーズはこの性質が原因です。

縮小解釈が原因でチーム間の連携が滞ったり、隙間に落ちたボールの対処もれが生じたりします。私達のチームの役割は何だろうと、繰り返し自問自答することで、縮小解釈を防ぐことができます。

②チームの現在業務の全体像の把握

チームの役割は、具体的な業務に結びついているはずです。その意味で、**チームの現在業務の全体像を把握することが、チームの役割を正しく理解する手助け**になります。また、チームの役割のほうから見ると、現在業務に不足しているところもわかります。

チームの現在業務の全体像の把握には、業務分担表が一番有効なツールです。そのチームの主要なタスク（課業）が網羅されており、個々のタスクを誰が担当しているかを把握できます。タスクの難易度から、担当しているメンバーのスキルレベルも推測できます。

もし、業務分担表が作成されていなくても、業務分担のないチームはありません。チームメンバーのヒアリングを行えば、必ず業務分担表は作成できます。新任リーダーの仕事始めとして、自分を含めた**新たな業務分担表を作成**することを強くお勧めします。

③チームメンバーの個性の理解

リーダー就任当初は、**チームの一員としての自分の役割をしっかりこなしながら、メンバーの仕事ぶりを静かに観察**しましょう。チームの暗黙のルールやメンバーの個性が見えてくるはずです。

人のパフォーマンスは、スキルの高さだけでなく、性格や感情の状態に大きく影響を受けます。スキル・性格・感情を含んだものが「個性」です。メンバー間の相性、メンバーとタスクとの現時点での相性は、メンバーの個性を知ることで判断できるようになります。

日々生ずる問題に対処するには「やりくり」が必要です。メンバーの個性を知ることで「やりくり」がやりや

秘訣26　新任リーダーの仕事始め

❶チームの役割を把握する。
❷チームの役割の現在業務の全体像を把握する（新しい業務分担表の作成が有効）。
❸チームメンバーの個性を把握する。

すくなります。個性は、同じチームで長く一緒に過ごしていると自然に分かってくるものですが、新任リーダーには意識して観察することをお勧めします。

もしあなたがそのチームのベテランメンバーで、新たにリーダーに任命されたのであれば、前記①②③については十分におわかりだと思います。チーム業務の全体像を把握されているでしょう。リーダーに任命される前から、前リーダーの一部代行も経験されてきたと思います。緊張されているでしょうが、今までどおりのあなたでよいのです。なぜなら、今までのあなたの仕事ぶりが評価されてリーダーに任命されたのですから。

新任リーダーとしてのあなたの仕事始めは、本書冒頭でご説明した「リーダーの心構えと役割」を再確認することです。そのうえで、前記①②③を復習してみて下さい。少し見え方が違っているはずです。わかっていたつもりのチームの役割が、より重く大きく見えるような気がします。チームの業務で未経験の業務があることに気付き不安になります。しかし、もしそうであればリーダーとして一歩が踏み出せたと喜んで下さい。サポート役とリーダーとの違いは思っている以上に大きい。チームの責任を負うという自覚がもてたからこそ、その責任がより重く感じられるのです。

でも心配はいりません。リーダーとして腹を括ったあなたは大丈夫！　自然と判断・指示ができるようになります。

『業務分担表』は、少し手を加えることにより、チームの**『スキルマップ』**になります。縦軸にタスク一覧、横軸にチームメンバー名を記載したうえで、タスクごと・チームメンバーごとに、「◎指導可　○担当可　△要指導　◇未経験」の記号を付けます。

このスキルマップは、チーム全体のスキルの状態を俯瞰するのに大いに役立ちます。また、個々のメンバーの育成方針（今後、どの業務を担当できるように指導するか）を立案しやすくなります。比較的簡単に作成できますので、是非ご活用してみて下さい。

リーダーとして仕事をするうえで知っていると便利なスキル・知識を10個取り上げて解説していきます。リーダーの皆さんご自身が使うだけでなく、メンバーに指導する際の、説明サンプルとしてもご活用下さい。

スキル1

問題点を見つけわかりやすい企画書を作成する

看護師や診療放射線技師等、その職種に求められている役割を果たすことがチームの第一義的な役割ですが、リーダーになると、それ以外にも**現状の仕事の仕方の改善・改革を求められる**ことが増えます。ＱＣサークル活動や改善提案活動を取り入れている医療機関ではなおさらでしょう。

問題のない職場はありません。しかし、その「問題」を分析して他の部署の人にわかりやすく説明することは簡単ではありません。チームメンバーを巻き込んで、目標を設定し、現状の問題を整理して、改善策を産み出す際の考え方をご紹介します。

問題とは**図表12**のとおり、目標と現状とのギャップです。こうしたい、こうありたいという目標があって初めて問題が明確化する。向上意欲のない組織では、「目標＝現状」なので、問題を見出すことはできません。つまり、問題は誰にも共通して見えるものではなく、目標しだいだということなのです。

私達は、ミスが発生した時に「問題」を強く意識します。普段は意識しませんが、私達にとって「ミスをせずにルールどおりに作業をこなす」ことは目標の一つなのです。ミスが発生すると現状と目標とのギャップが嫌でも明らかになり、図で示す「問題点」を強く意識させられることになります。

図表12　問題点の見つけ方

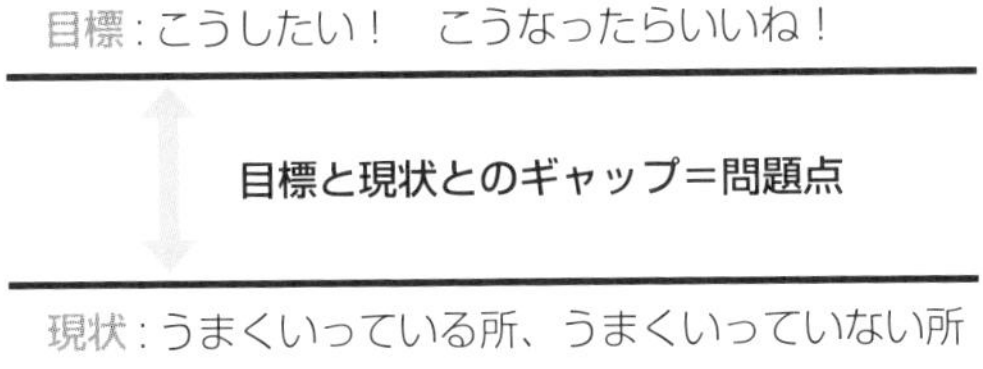

目標：こうしたい！　こうなったらいいね！

目標と現状とのギャップ＝問題点

現状：うまくいっている所、うまくいっていない所

〈ステップ1　目標を設定する〉

何かの企画（現状の改善・改革）を立案する場合、**最初に**必ず達成したい目標を定めることからスタートします。ポイントは、**達成されたら価値があるもの**、**実現可能性があるもの**を目標として選択すること。そして、具体的で誰もがイメージしやすいものが望ましい。

初めての目標設定の際は、いくら価値ある目標でも、レベルが高すぎて現実離れしたものや、時間やコストが非常にかかるものは避けるべきです。現状の実力から考えて、「頑張ればなんとか達成できる」レベルのものが目標としてふさわしいと言えるでしょう。長期目標は「理想（目指すべき方向）」でも良いのですが、短期目標は「**必ず達成する目標**」として設定するべきです。そして、**目標が達成された時の**「**景色**（**イメージ**）」**が**、**参加メンバーで共有できるように表現する**のがリーダーの重要な役割です。

目標が「〇〇の活性化」とか「働きやすい職場の実現」といった抽象的なものだと、目標と現状とのギャップも曖昧で抽象的になってしまいます。例えば、「チームメンバー全員が4～9月の閑散期に有給休暇を最低5日取得する」という目標は、具体的であり、かつ目標達成率がはっきりと確認できます。この目標は「方策」のようにも見えますが、「9月末にそういう状態に到達している」という意味で「目標」として設定してよいと思います。

〈ステップ2　現状を分析する〉

次に、現状分析です。このとき、現状の改善点を考えるだけでなく、良い点・上手くいっている点も洗い出すのがポイントです。良い点を伸ばすだけで目標を達成できることもあります。また、仕組みやシステムに光を当てるのか、人材のレベル向上に光を当てるのかによって、現状の見え方も違ってきます。

「有給休暇5日取得」の例で言えば、チームメンバーの直近1年間の有給休暇取得状況や、シフトの作成手順の確認などが現状分析になるでしょう。

〈ステップ3　ギャップを明確化／具体化する〉

目標と現状との間にどの程度ギャップがあるでしょうか。

有給休暇の例で言えば、チームメンバーの大多数が去年の4～9月には2日しか有給休暇を取得できなかったとしたら、ギャップは「3日」ということになります。

〈ステップ4　施策の立案と実現可能性チェック〉

ここで初めて問題点を解決するための「施策」を考えることになります。全員が半年間で有給休暇を5日取得

秘訣27　問題の把握と共有

❶「問題」とは、目標と現状とのギャップ（乖離）である。

❷メンバーが目標を理解することで初めて問題を共有できる。

するための、現実的で実行可能な施策はあるでしょうか？

チームの置かれている状況にもよりますが、いろいろな施策が考えられます。

例えば、4～9月の有給休暇の取得希望日（5日間）をリーダーに提出してもらい、リーダーが日別の重複がないかを確認・調整したうえで有給休暇取得予定日を確定するという方法があります。この場合、月1日に限定するのか、5日連続取得を認めるのかといった細かいルールも必要になるかもしれません。

その他にも、有給休暇取得を妨げる障害がないか検討します。どう調整しても人員不足になる日が生じる場合、他チームからヘルプをお願いすることで解決できるかもしれません。あるいは増員が不可欠かもしれません。

このように、「現状の人材の実力（能力と人数）のままで実現可能であるか？」「新しい仕組みやルールを作ることで実現可能か？」「設備投資することで実現可能か？」などを含めて諸施策を検討します。

立案した施策を100％実施したからといって「ある目標」が達成されるとは限りません。例えば「日本国民全員の幸福の実現のために私は～を実践することをお約束します！」という選挙フレーズは、一種の詭弁です。もし、それが100％実践されたとしても、目標である「日本国民の全員が幸福」になることなどあり得ません。目指すべき方向は「日本国民全員の幸福の実現」かもしれませんが、必ず実現する「目標」ではないということです。

これは極端な例ですが、企画書に記載される「目標」も、「目指すべき方向（理想）」になってしまっているケースが多いと感じます。しかし、実務で作成する企画書では、**「目標＝必ず実現する目標」**であるべきだと考えます。大切なのは「**何をいつまでにどのレベルまでにする**」

秘訣28　企画書作成のコツ

1 目標は必ず実現するものとし、何をいつまでに行うかを約束する。
2 目標設定後の現状分析で、改善点だけでなく良い点・上手くいっている点も探す。
3 現状と目標のギャップを明確化・具体化する。
4 施策の立案と実現可能性チェックを行う。

という約束です。施策は、その実現のための道具でしかありません。道具は使いながら必要に応じて変えていってよい。道具に執着するのではなく、約束した目標の実現こそに執着すべきです。

企画書としてまとめる際にも、**「達成したい目標→現状分析（良い点・改善点）→目標とのギャップ→ギャップを埋めるための諸施策の提案」という流れで作成**すると、ロジックが明確になるため、わかりやすい資料となります。この方策をしっかり実践すれば「目標」を達成できそうだ、と読み手が思える企画書になるように心がけて下さい。**目標を上手に設定できるかどうかがキー**となります。

少し寄り道

本項で紹介した４つのステップは、業務改善や新しい取組みを考える際、とても役に立ちます。

約40年前、私が新入社員として配属された工場で人事の仕事を始めた頃、資材部のおじさんに教えていただきました。前後の記憶はまったくないのですが、目標と現状とギャップの図だけは、今でもはっきり覚えています。それ以来、何か改善や新規テーマを考えるときは、必ずこの図を書くことからスタートしています。

シンプルな手順ですが、とても有効です。是非、読み飛ばさずに使ってみて下さい。自信をもってお勧めできるノウハウです。「第5章　働き方改革」でも登場します！

退職者を出さない……退職のメカニズムを知っている

残念なことですが、どの医療機関でも毎年一定数の退職者が出ていると思います。理由は十人十色、退職者の数だけ退職理由があると言ってもよいでしょう。

退職は、ただ辞めたいという気持ちだけで起こるものではありません。誰にでも「いい所があったら転職したい」という気持ちが少しはあるのではないでしょうか。「このまま勤務を続けたい」という思いと「退職したい」という思いの両方を誰もがもっていて、後者が前者を大きく上回った時に「退職」という行動につながるのです。例えば、「職場の人間関係」は、継続したい理由にも、退職理由にもなり得ます。「継続」と「退職」がかろうじてバランスしている時に、上司や同僚からの心ない一言が決定的な引き金になって退職につながる、というのはよくあることです。

退職の要因となり得る要素を抽出したのが「退職面談シート」です。11の項目を選んでいますが、各個人の価値観によって、何を重視するかは異なります。病院の場合、宿直／夜勤も重要な要素かもしれません。

サンプルをご覧下さい。○印が右側に寄っていれば、「継続して働きたい」という気持ちが強い要素。左側に寄っていれば、「退職したい」という気持ちが強い状態です。○印は左右にバラついていますが、上司の項目を除けば辛うじてバランスを保っています（左右5項目ずつ）。

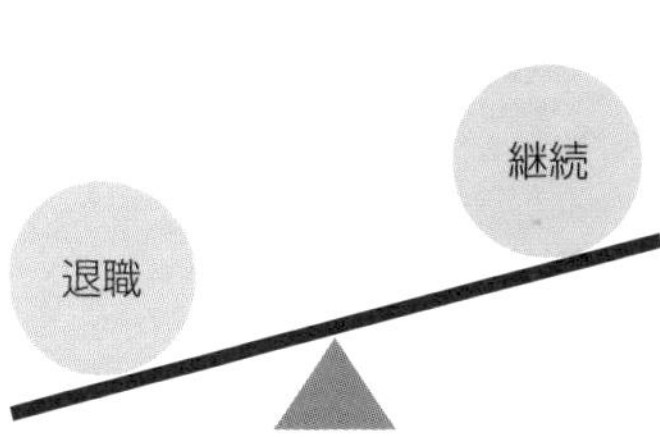

図表 13　退職面談シート

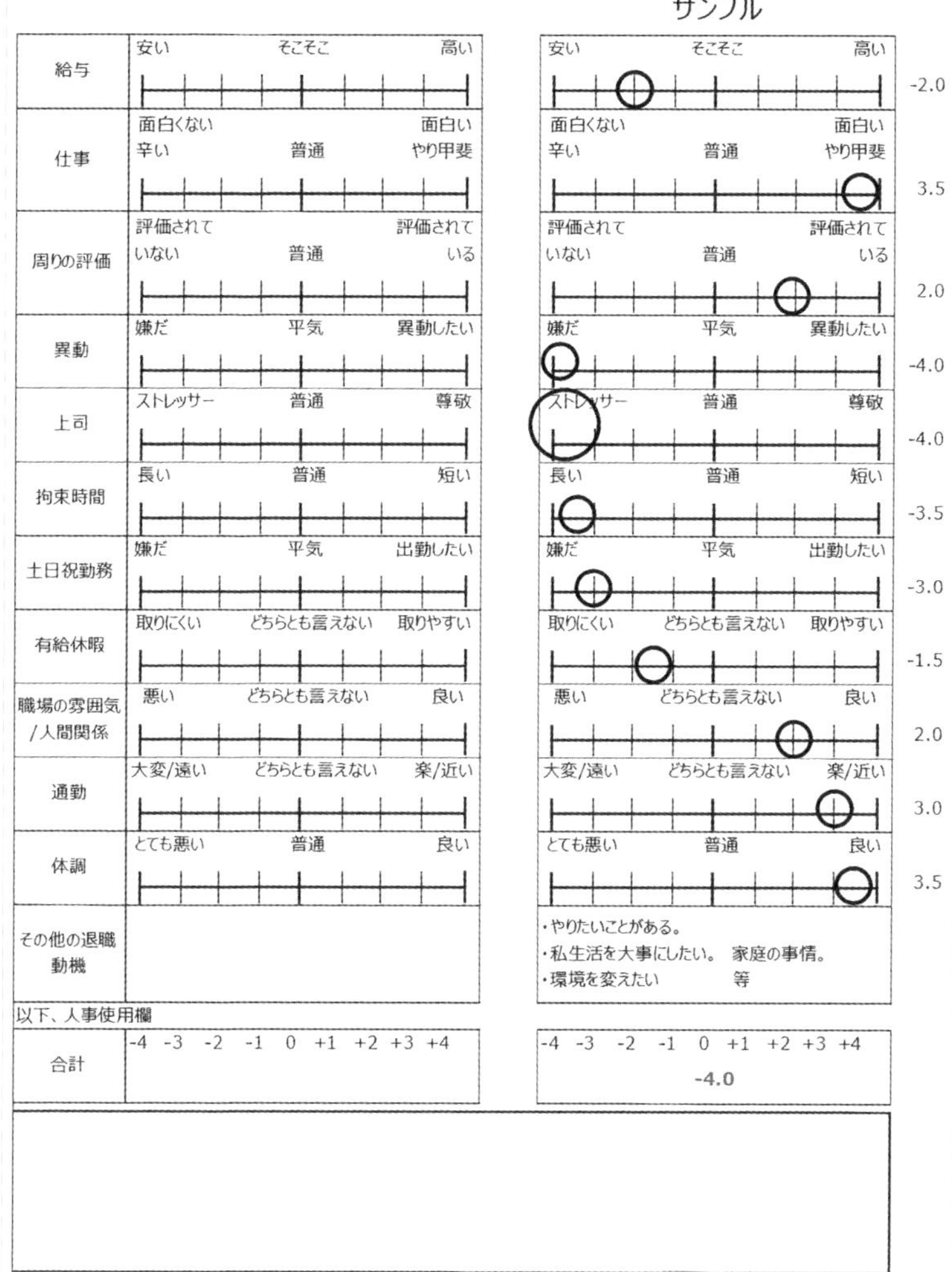

退職面談シート

当法人をよくするための資料として活用させて頂きたく、下記アンケートにご協力をお願いします。（秘密遵守します）
自分の感覚に一番近い場所に○印をつけて下さい。
退職を考えるにあたって、自分の気持ちの中で大きい要因については大きな○印をつけて下さい。（複数可）

給与	安い	そこそこ	高い
仕事	面白くない 辛い	普通	面白い やり甲斐
周りの評価	評価されて いない	普通	評価されて いる
異動	嫌だ	平気	異動したい
上司	ストレッサー	普通	尊敬
拘束時間	長い	普通	短い
土日祝勤務	嫌だ	平気	出勤したい
有給休暇	取りにくい	どちらとも言えない	取りやすい
職場の雰囲気/人間関係	悪い	どちらとも言えない	良い
通勤	大変/遠い	どちらとも言えない	楽/近い
体調	とても悪い	普通	良い
その他の退職動機			

以下、人事使用欄

合計	-4　-3　-2　-1　0　+1　+2　+3　+4

サンプル

項目	左	中	右	点数
給与	安い	そこそこ	高い	-2.0
仕事	面白くない 辛い	普通	面白い やり甲斐	3.5
周りの評価	評価されて いない	普通	評価されて いる	2.0
異動	嫌だ	平気	異動したい	-4.0
上司	ストレッサー	普通	尊敬	-4.0
拘束時間	長い	普通	短い	-3.5
土日祝勤務	嫌だ	平気	出勤したい	-3.0
有給休暇	取りにくい	どちらとも言えない	取りやすい	-1.5
職場の雰囲気/人間関係	悪い	どちらとも言えない	良い	2.0
通勤	大変/遠い	どちらとも言えない	楽/近い	3.0
体調	とても悪い	普通	良い	3.5

その他の退職動機：
・やりたいことがある。
・私生活を大事にしたい。　家庭の事情。
・環境を変えたい　　等

合計	-4　-3　-2　-1　0　+1　+2　+3　+4 -4.0

しかし、上司がストレッサーであることが強い動機になって、大きく「退職」に気持ちが動いたことがわかります。

役職者の皆さんにお願いしたいのは、メンバーが継続または退職を考える際、何を重視する人かを知ることです。これは簡単ではありませんが、日頃の何気ない会話からうかがい知ることはできます。

全項目で右側に○が付けばよいのですが、それは現実的ではありません。メンバーが重視している項目で右側に○印が付くようにできれば退職リスクは低くなります。

退職の発生は大きな損失です。残業時間を減らして拘束時間を短縮する、有給休暇をより取得しやすくするといったことは、法人全体で取り組むべきことですが、**「仕事のやり甲斐」や「職場の雰囲気」の○印を右側に寄せるのは、リーダーの皆さんの手腕に負うところが大きいのです**。リーダーの皆さんもチームから退職者が出ないように心配りをお願い致します。

スキル3

勤怠の変化に敏感である

どこの法人でも人事部門は勤怠管理を重視するものです。もちろん、正しく給与計算をするため、というのが主目的ですが、もう一つ重要な理由があります。職員の心身両面の体調

秘訣29　退職につながるポイントを探る

❶退職のメカニズム（継続／退職のバランス）を理解する。

❷メンバーが働くにあたって何を重視する人かを知る。

の変化は、勤怠に一番現れやすいのです。**勤怠に注意を払うことによって、職員の変化に気付きやすくなる**、というのが勤怠を重視する理由です。

例えば、遅刻のまったくなかった職員が、最近遅刻をするようになった。当日休みが目立つようになってきた。有給休暇の取得方法が変わってきた。仕事は変わっていないのに残業が増えた／減った。本人都合のシフト変更を申請してくるケースが増えた――等々。

本人にまったく問題はなくとも、ご家庭の事情でそういう変化が生じていることもあります。リーダーの皆さんには釈迦に説法だと思いますが、**勤怠に何かしらの変化を感じたら、必ず「一声掛ける」**ことを実践していただきたいのです。

「何かあった？」「相談してね」「寝れてる？」「ちゃんと食事してる？」――等々

この「一声」はとても大切で、「自分のことを気に掛けてくれる人がいる」という、その人の感情に大きなプラスの効果を及ぼします。退職のメカニズムで触れた「職場の雰囲気」にも関係することです。

真面目で辛抱強いタイプの方に勤怠の乱れ（変化）が出てきたら、特に注意です。一声掛けるだけでなく、別室に呼んで面談をすることをお勧めします。ひょっとしたら、「彼氏ができた」「結婚」「妊娠」といったおめでたい理由かもしれませんが、「メンタル」や体調不良であれば早く手を打つ必要があります。

毎日顔を合わせて会話ができる職場であれば、顔色や表情から「変化」に気付けます。それが一番の方法ですが、人数が多いチームだと、シフトが合わず直接会話する機会が少ない場合もあります。勤怠システムが導入されている職場であれば、こまめにメンバーの勤怠状況を確認していると、早めに異常に気付くことができます。また、職場で管理しているシフト表への書き込み（修正）が、特定の人だけ多い、というのも要注意です。

「心身両面での体調の変化は勤怠に現れやすい」
「変化に気づいたら一声掛ける」

この2点を是非覚えておいて下さい。

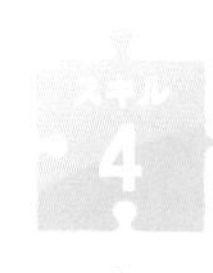

上司の剛速球を上手に受ける

剛速球というのは、かなり難易度の高いタスクという意味です。リーダー（管理職）ともなるとこうした機会はぐっと増えます。この剛速球にどう対処するか、その手順を考えていきましょう。

〈①指示を受けるとき〉

直感で実現困難だと感じる指示であったとしても、「ムリです」と答えるのはご法度です。たとえ実現不可能なもの、やってはいけないと思うことであっても、いったんは指示をしっかりと受け止めて下さい。

上司からの指示の内容が**「達成目標」（～を実現してほしい）**である場合は、達成できた時の到達イメージを上司から引き出すことが大切になります。具体的にどういう施策をやるのかではなく、何を実現するのかを擦り合わせて下さい。

秘訣30　退職やメンタル疾患を防ぐための勤怠管理

1. 心身両面の変化は勤怠に現れやすい。
2. 勤怠の変化に注意を払い、変化に気付いたら一声掛ける。

逆に、上司からの指示が**「具体的施策」（～を実行してほしい）**である場合は、実行に向けて準備するのみです。上司がイメージしている具体的施策の内容を把握することが大切です。

〈②中間報告（１次報告）〉

実現可能性が低い、絶対にやるべきではないという確信があったとしても、指示を受けて3日以内に中間報告を行いましょう。なぜ3日かというと、3日間はしっかり検討したと見なされるため、また内容が未完成であっても許される期間であるためです。中間報告までの時間が長ければ長いほど、上司の期待水準は高くなります。時間をかけたのだから、しっかり検討済みの報告であるはずだ、と上司は考えます。逆に中間報告が早すぎると、「ろくに検討もしないで！」と判断される恐れがあります。もちろん、実現可能なものが立案できた場合は、3日後を待たずに報告しましょう。

なお、**上司の指示が「具体的施策」であった場合**は、予想されるメリット・デメリット（リスク）をしっかり検討し、デメリットの発生を極力防ぐ方策と残るリスクを上司に具申することが大切です。

また、このタイミングで達成できた時の到達イメージを上司から引き出しましょう。指示があった時点では、上司も到達イメージを描けていない可能性がありますが、この頃になれば具体的な話が聞けるでしょう。その到達イメージしだいでは、具体的施策の見直しが必要になるかもしれません。

〈③１週間後報告（２次報告）〉

担当者として、実現可能性ありと判断できる施策が立案できた場合は、実行のための決裁手続きに移ります。実施は時期尚早、と思うレベルの案の場合は、予想されるメリット・デメリット（リスク）を上司に提示して判断を仰いで下さい。この際、資料の内容や説明の仕方が**実施を前提**としていることが大切です。「やりたくないからデメリットを強調している」ではなく、「やりたいがデメリット（リスク）を懸念している」ことを上司に理解してもらう必要があります。

スキル 5

マニュアルを整備し、効率的に有効な業務引継ぎを行うことができる

業務には必ず守るべき**ルール**／**手順**があります。そのルール／手順をチームで共有するためのツールがマニュアルです。また、**ノウハウ**は個人に蓄積されるものですが、マニュアルはそれをチームの共有財産に変換するツールでもあります。

マニュアルがないと、ルールが口頭での伝達になるため、必然的に曖昧なものになってしまいます。これでは、人によって理解度に差が出て、ミスやインシデントの原因になります。また、担当者しか業務の進め方を知らないという状態に陥りやすくなります。マニュアルは、そのチームの実力を決めると言ってよいほど重要なのです。

〈業務引継ぎについて〉

異動／退職／担当替え等による引継ぎでは、業務のルール・手順・コツの伝承を確実に効率的に行う必要があります。

秘訣31　上司に難易度の高いタスクを振られたときの対処

1. 指示を受けた3日後には中間報告をして、上司の到達イメージとの擦り合わせを行う。
2. 指示を受けた1週間後に、実現可能性がある場合には実行のための決裁手続きを求め、時期尚早である場合にはメリット／デメリットやリスクを提示して上司の判断を仰ぐ。

【あるべき姿】

・少なくともチームの主要な業務については、業務マニュアル・手順書・操作説明書・チェックリスト・一覧表等の目に見えるツールが作成されている。

・マニュアル類があることを前提として、引継書の主な内容は「申し送り」（仕掛り業務の経過等）である。

・実際の引継ぎでは、マニュアル類のなかの重要事項の説明と、困った時には何を見ればよいか、誰に聞けばよいかを伝える。

・初めて経験する「手技」や「機器操作」については、「やってみせ、言って聞かせて、させてみて、ほめてやらねば、人は動かじ」方式で正しく教える。

【困った姿】

・代々口伝で教えられてきており、マニュアル類はほとんどなく、あっても過去の遺物と化している。

・一定期間同じシフトで一緒に仕事をすることで引継ぎをすませている。

・早口で簡単に説明をして、「やりながら覚えて！」方式になっている。

図表14　マニュアル類の種類と定義

・規程やガイドライン：考え方や判断基準に焦点をあてた文書
・業務マニュアル：仕事の進め方（ルール）やノウハウに焦点をあてた文書
・作業標準書：業務を構成する単位作業の手順に焦点をあてた文書
・取扱説明書：具体的なモノの操作に焦点をあてた文書
・教材：学習者もしくは指導者が教育目的で使用するもの

秘訣32　業務引継ぎのあるべき姿

1. チームの主要な業務について、マニュアル類が作成されている。
2. 引継書の主な内容が「申し送り」である（業務の大枠はマニュアル類で伝達）。
3. 引継ぎの際は、マニュアル類の大事な点の説明と、困ったときの参照先・相談相手を伝える。

・これらの結果、教えることのもれ、教わる側の勘違い、ノウハウの消失が発生して、少なくとも一時的には業務の質が低下する。

さて、あなたの所属するチームはどちらの姿に近いでしょうか。【あるべき姿】を整備するのがリーダーの役割です。

自分らしいスタイルでリーダーシップを発揮できる

リーダーは荷が重い、リーダーシップを取るのが苦手、という声を聞くことがあります。確かにリーダーの役割を担うのは簡単なことではありません。しかし、**リーダーシップの取り方は一つではなく、十人十色**でよいので、現在のあなたの上司と同じようにやる必要はありません。メンバーをぐいぐい引っ張るやり方もあれば、メンバーが働きやすいように環境を整えることに注力するというやり方もあります。自分らしいスタイルでやっていいのです。チームには必ず役割があります。要は、チームとして、その役割が果たせればよいのです。

本書の冒頭に記載したように、**リーダーの役割は、①なんとかやりくりしてチームの役割を果たす、②自分の後任候補を育成する、③目の前の問題を解決する、④判断者になる、⑤少し先の未来の姿を描いて示す**——です。いずれもリーダーに求められる重要な役割ですが、そのやり方は十人十色でよいのです。

〈指示出しの工夫〉

・人に指示をするのが苦手という方は、あらかじめ業務分担を決めてメンバーに割り振ることをお勧めします。そうしておけば、日々の細かい指示は出さずに済みます。

・突発的に発生する日々の業務については、デイリー（その日の業務分担）で担当を振っておけば、誰に仕事を振ればよいかを迷わずに済みます。指示を受けるほうも、「なぜ私？」になりません。

※指示出しが苦手な人は、指示出し自体が苦手なのではなく、「誰に」指示を出したらよいかで迷うことが多いと思われます。あらかじめ、おおまかでもよいのでその日の分担を決めておくことで、「誰に」で迷うことを防げます。

〈注意の仕方の工夫〉

・人に注意をするのが苦手な方には、「こういう時は、～してもらえると嬉しいんだけど」という言い方をお勧めします。「注意＝叱る」だと考えると気が引けますが、「注意」をお願い表現に変換することで気が楽になります。

このように、苦手なことも別の方法を考えれば楽に行えます。

一般論ですが、長所と短所は別々のものではなく、同じ性質の裏表です。例えば、ぐいぐい引っ張っていくタイプの方の長所は、決断力があって臆せずバンバン指示ができるところです。メンバー個々の事情を全部考慮していては指示などできません。ある程度の割切りと強引さが必要です。しかし、その性質が強く出過ぎると、「ゴチャゴチャ言わないで、黙って言われたとおりにやれ」＝「強引／傲慢」なリーダーシップになってしまいます。

逆に、メンバーのことをよく考えて、指示も控えめに出すリーダーは、「優しい」ことが長所でしょう。しかし、そのために自分で仕事を抱え込んだり、納期が遅れがちになったりすることがあります。「優しさ」ゆえに、あれこれ迷って決断できない。つまり「優柔不断」が短所として現れます。ちなみに「優しさ」は美徳ですが、嫌われたくないがための優しさは、誰のためにもなりません。

つまり、「傲慢」の裏側には決断力のある頼もしいリーダーシップがあり、「優柔不断」の裏側にはメンバー想いの優しいリーダーシップがあるのです。

リーダー像の正解は一つではありません。自分の性格にあったリーダーシップスタイルでよいのです。どういうスタイルであっても長所短所が存在するので、短所が出ていないか（強引すぎないか、優柔不断になっていないか等）を時々振り返ればよいのです。

小さいチームであってもリーダーを担当するのは大変ですが、**リーダー経験はあなたの大きな財産になります**。自分はリーダーを担当するんだという覚悟さえあれば大丈夫。自信をもって、あなたらしいリーダーシップの取り方を見つけて発揮して下さい。

スキル 7

時短で働く期間もスタッフに上手く仕事を振れる

医療機関の職員は女性が多いため、出産という人生の大きなイベントに伴う休職（産休／育休）や、時短での復職が数多く生じます。当然、その女性職員にはリーダーが含まれます。これは当たり前のことです。

秘訣33　控え目なリーダーの苦手克服のコツ

1 指示を出すのが苦手な場合は、あらかじめ業務分担を決めてメンバーに割り振る。

2 注意をするのが苦手な場合は、お願い表現で要求を伝える。

秘訣34　時短リーダーが心掛けるべきこと

❶自分の不在時に、チームを代表して関係部署に連絡・相談できる代行役を育てる。

❷仕事を抱え込まず、どんどん後輩に仕事を振る。

プレイヤーとしての時短分を補うことは、スタッフの増員で対処可能です。しかし、職場のリーダーとしての役割については増員では解決しません。補佐役の役職者（サブマネージャー／副師長、班長／主任等）やその他のメンバーに、不在時のリーダー役を担ってもらえるようにする必要があります。

しかし、リーダー不在の時間帯が生じるのは、時短だけが理由ではありません。土日祝も診療し、昼に休診時間を設けないクリニックもありますので、週40時間勤務の職員であってもすべての診療時間をカバーすることはできません。つまり、通常でもリーダーが不在になる時間帯は必ずあるのです。**時短によって、その不在時間が少々増えるというだけです。**

リーダー不在であってもチームの機能が止まるわけではありません。通常業務は何の問題もなく処理されていきます。**イレギュラーなことが起きた場合にチームを代表して関係部署への連絡・調整、判断・指示出しを代行できる人がいればよいのです。**

判断に迷わなくてもいいように、日頃から対処の考え方・方法を指導しておくことが大切ですが、代行できるレベルまでは育っていなくても、「判断に迷ったら私に連絡して。もし私に連絡がつかないようだったら、○○さん（事務長、看護部長、医事課長等）に相談して指示を仰いで」。これでいいのです。

プレイヤーとしての時間が短くなるため、リーダーとしての担当業務に割ける時間が減ります。これもメンバーに手伝ってもらいましょう。自分で仕事を抱え込まず、メンバーに仕事を振り、その代わりチェックはしっかり行う。時短のリーダーは上手に仕事を振れる人になるべきです。

筆者が勤務する法人の場合、医事スタッフの日々の業務分担を「デイリー」と称して決めています。内訳は、「リーダー」「受付」「クラーク」「入力」「会計」等の主要業務です。「リーダー」は、その時間帯の医事チームの運営責任者で、チーム内の人員配置の調整や関係部門への連絡窓口の役割を担います。

役職者ではない若手スタッフも「リーダー」を担当しています。これはとても良い伝統で、役職者になる前にその日の「リーダー」を経験することになります。自分で状況判断を行い、指示出しする。自分の手に負えない問題であれば上位役職者に報告・相談をする。これはリーダーを担えるようになるためのとても良い訓練です。

育児は肉体的にも精神的にも負担の大きいものであるため、筆者が勤務する法人では復職時にはいったん役職を降りていただいて、育児と仕事との両立に慣れて来た頃を見計らって再度役職に就いていただくという方法をとっています。ママさん役職者は今後もっと増えることが予想されます。

★短時間勤務になることを理由に、役職を引き受けることをためらわないで下さい。代行役ができるスタッフを増やしていけばよいのです。それは法人全体のレベルアップにもつながります。

★短時間勤務になることでメンバーに迷惑をかけると考えないで下さい。今後、職場の主流になっていくのは間違いないのですから。

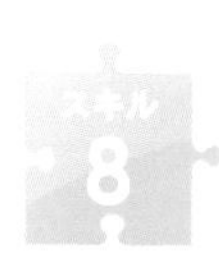

適正なシフトが作成できる

チームリーダーの大事な業務として、シフトの作成があります。

曜日・時間帯によって、来院数が変動する医療機関が多いと思われます。１カ月の診療体制に基づいて日別・曜日別の来院数を予測し、適切な人員配置をしなくてはいけません。適正な人員配置ができるか否かは、シフトの作成の巧拙で決まると言ってよいほど重要です。また、個々の職員の要望（休暇等）を一定程度かなえる必要もあります。

筆者の勤務する大規模クリニックは土日祝も開院しており、医師の診療予定は原則として「曜日」ごとの「時間帯」で決定されています。来院数の大半を予約診療が占めるため、来院数の変動は曜日ごとの診療予定医師数に左右されます。また、近隣医療機関の休診日も曜日で決まることが多いため、その意味で**曜日別にシフトを組むのは合理性がありま**す。同じ曜日に医療機関に受診すると、医師・処置・技師・医事等の顔ぶれが同一、というのは患者様に安心感を与える要素であり、望ましいことだと思われます。

また、シフトは職員の生活（オン・オフ）リズムを決める重要な要素でもあります。職員の私的な計画が立てやすいように、早めにシフト予定（または方針）を知らせることも**大切な配慮**です。

しかし、同じシフトパターンを継続すると、特定の曜日が自分の休日（**私の権利！**）になってしまう恐れもあります。シフトは、職員の生活パターン（出勤日・休日のサイクル）を決めるだけでなく、その運用方法は**職場の「暗黙のルール、慣習・慣例」を形成する重要な要素**なのです。

実際、休日の決め方、有給休暇の取得方法、早番・遅番の決め方などが暗黙の職場ルールとなり、知らないうちに「既得権」化してしまいがちです。就業規則で定められたルール以上に「既得権」が幅を利かし、職場の必要性よりも「既得権」を優先せざるを得ないチームになってしまう恐れがあります。

このように個人の都合を斟酌し過ぎると、「仕事より個人都合が優先される職場」になりかねません。原則をしっかり作って、ある程度は原則に則って運用していく必要があります。

曜日で出勤日を決めるシフト作成方法は、曜日ごとの予想来院数に人員態勢を合わせやすい、私生活の予定が立てやすいというメリットもありますが、診療体制の変化に対応しづらくなるデメリットもあります。曜日固定化の弊害を少なくするために、**敢えて数カ月単位でシフトパターンを変えるのも一策です。**

〈シフト作成の効率化例〉

図表15は筆者がＥＸＣＥＬで作成し、実際に現場で使用されているシフト作成ソフトのサンプルです。

図表 15　シフト作成ソフトの例

氏名	職員区分名	所定計	シフト						
			日	月	火	水	木	金	土
職員　A	常勤	38.67			1020_1920	0820_1320	0820_1920	1020_1920	0820_1700
職員　B	常勤	30.00		0820_1750	0820_1250	0820_1750		0820_1750	
職員　C	常勤	38.67		1120_1920	0820_1820	0820_1900	1020_1920	0820_1320	
職員　D	常勤	41.67		0820_1720	0820_1720	0820_1900	0820_1720	0820_1720	
職員　E	常勤	36.67		0820_1900	1120_1920	0820_1320	0820_1920	1420_1920	
職員　F	常勤	36.33		1120_1920	0820_1900	0820_1320		1120_1920	0820_1700
職員　G	常勤	41.67		0820_1920	1020_1920	1400_1900	0820_1820	0820_1900	
職員　H	パート	21.00		0820_1320	0820_1720		0820_1720		
職員　I	パート	7.67							0820_1700
		0.00							
		0.00							

時刻毎の人員配置数	時間帯	日	月	火	水	木	金	土
	8:20	0	5	5	6	5	4	3
	9:00	0	5	5	6	5	4	3
	11:30	0	7	8	6	6	6	3
	13:20	0	7	7	6	6	6	3
	14:00	0	6	7	4	6	5	3
	15:00	0	6	7	4	6	6	3
	16:00	0	6	7	4	6	6	3
	18:00	0	4	5	3	4	4	0
	19:00	0	4	4	3	3	4	0
	19:20	0	3	3	0	3	3	0

※　時刻毎の人員配置数の自動計算は、少し工夫が必要です。別の場所で計算式を組み、シフトの時間帯のなかにその時刻が含まれているかどうかを判定して、その個数をカウントしています。

秘訣35　シフト作成の要諦

❶基本となる週シフトを決め、それをもとに月間シフト表を作成する。
❷シフト固定化の弊害を避けるため、数カ月ごとに週シフトを変更する。

手順①　職員ごとに、1週間の勤務パターンを作成。シフト欄に曜日ごとのシフトを登録。「所定計」欄の数値を見ながら、週40時間を超えないように調整。

手順②　下部に時刻ごとの人員配置数が自動表示されるので、個人別シフトを適宜修正して人員配置数を調整。

※　あらかじめ曜日別・時間帯別の理想的な人員配置数を作成しておくと、調整がやりやすくなります。

手順③　出来上がった個人別の週シフトを月間シフト表にコピー＆ペースト。

手順④　月間シフト表で、予定されている有給休暇や研修等の不在情報を登録。

手順⑤　月間シフト表にも日別・時刻別の人員配置数が自動表示されるので、最終調整を実施。

手順①②は毎月行う必要はないため、**手順**③から行いますが、マクロで作成したボタン一発で月間シフト表（案）が作成できるようにしています。あとは、医師の診療予定の変更や職員の有給休暇予定を加味して修正を行うだけです。10名程度のシフトであれば、30分かからずにシフト表を完成できます。

医療機関によっては、医師の診療体制が曜日固定でなかったり、隔週で変化したりすることもあるかもしれません。その場合も、基本となる週シフトを決めておくと、職員単位での労働時間調整と人員配置調整を行いやすくなります。

このように、シフトの週パターンを作成することはシフト作成の効率化におおいに役立ちます。しかし、メンバーの増減、医師の診療体制の変化等に対応するためだけでなく、上述したシフトの固定化（私の権利！）を予防するためにも、定期的な週シフトパターンの変更が必要と考えます。

「働きやすさの実現」と「職場の秩序維持」のバランスを上手にとるのがリーダーの役割であり、腕の見せどころです！

〈チームメンバー間の相性（好き嫌い）にどこまで配慮する？〉

シフトを組むとき、「AさんとBさんは仲が悪いから同じ組みにしないようにしよう」といったことで頭を悩ませていませんか？　客観的に考えるとバカバカしいことですが、現実的には無視できないやっかいな問題です。

このように頭を悩ますのは、２人の仲の悪さが実業務に何らかの悪影響があるからでしょう。しかし、その悪影響を防ぐために違うシフトにするのはお勧めできません。後述しますが、**真の問題は自分の好き嫌いを職場で露わにすること**で、シフトで対処するべきものではありません。

この問題から解放されるための方法、つまり真の解決のための方法をご紹介します。

その前にまず、「理想的なシフト」について考えてみましょう。以下であるはずです。

①適正な人員配置　必要な場所に必要な時間、必要となるスキルを有するスタッフを過不足なく配置できている。

②公平な負担　負担の大きい業務と比較的に楽な業務をメンバーに公平に割り当てられている。

③公平な休暇　シフト上の休日と有給休暇が取得できている。

この３条件を継続的に実現したものが理想的なシフトです。

シフトは一時的なものではなく、チームが存続する限り作成し続けるものです。①人員配置は一日単位で欠かせない条件ですが、②③は月単位または３カ月単位または年単位で実現すればよい条件だと言えます。

秘訣36　シフトは職場の慣習・慣例を形成する

❶ メンバー間の相性ではなく、人員配置の適正さ、負担・休暇の公平さを考慮してシフトを作成する。

❷ シフトを固定化すると、休日や休暇等の取得に暗黙のルールが形成される恐れがある。

※　チームのシフト作成方針（右記①②③）、スキル重視で人財配置を行うこと、仲の良し悪しについての配慮はしないことをメンバーに明示する。

※　①を最優先とし、単月では②③は実現できないことがあるが、３カ月〜１年単位では必ず実現することをメンバーに宣言し、そのルールを必ず守る。

これが、「仲が悪いから違うシフトに」からの脱却方法です。

「仲が悪いから違うシフトに」という対処法は、自分の好き嫌いを職場で出すことを助長させてしまいます。人の好き嫌いを許すと、仕事の好き嫌いも言い出すチームになってしまいます。**目先のトラブルを避けようとして、逆にトラブルの起きやすいチームにさせてしまっている**のです。

チームの約束事を明確にすることで「仲の悪さ」に基づく仕事への悪影響を防ぐことができ、シフト作成時に余計なことに煩わされることも防げます。リーダーのあなたが信念をもって、チームの約束事・ルールに沿った行動を続けていれば、必ずチームに浸透させることができます。

お気付きだと思いますが、ここでご紹介した方法は、第1章**ケース①**で解説した考え方に基づくものです。本項でご紹介した方法への応用のとおり、職場での人間関係トラブルには汎用的に使える考え方です。

・私達はプロのチームである。

・仕事に個人的感情を持ち込まない。
・チームを正常の状態に戻すことを優先する。

「仲が悪い」問題に踏み込むのは勇気がいりますが、この考え方で臨めば怖くありません。筆者の経験でも、反論されたことがありません。その理由は、個人の感情自体を問題にするのではなく、職場での行動についての当たり前のルールを守れと言っているからだと思います。是非、自信をもって、真の原因・問題の解決に取り組んで下さい。

採用面接官として人の能力と人柄を見抜くことができる

経験者採用面接の際に、人事部門から同席を求められることがあるかと思います。面接を苦手とする方もいらっしゃいますが、面接はチームにフィットするメンバーを増やす良い機会です。積極的に参画されることをお勧めします。

〈質問例とその着眼点〉

見るポイントは、3つです。

①職種のスキル　スキルの幅と深さ、経験の質と量
②仲間として　一緒に働きたいと思えるか
③ストレス耐性　ストレス耐性の強さ／弱さ、解消の上手さ／下手さ

スキルと経験については、幅と深さについて細かく質問して下さい。「経験がある」といっても、リーダー的役割でその業務を担当したのと、新人で指示を受けながら担当したのでは、幅と深さがまったく異なります。また、職務経験には「**質**」と「**量**」の両面があるので、難易度の高いスキルの経験有無だけでなく、どれぐらいの量を経験してきたかを確認しましょう。

一緒に働く仲間としての質問は何でも構いません。どんな表情で質問を聞き、どんな表情で答えるか。答えの中身よりも、表情・態度・姿勢に注目して下さい。５分もすれば、「一緒に仕事をしたい人」かどうかを感じ取れると思います。**図表16**に質問例とその意図（着眼点）をまとめていますが、**要は、あなたが一緒に仕事をしたいと思えるかどうか**。それを判断基準としてよいのです。

スキルは重要ですが、チームメンバーとしての資質（特に**誠実さと謙虚さ**）はそれ以上に重要です。なぜなら、スキルはこれから磨いていくことが可能ですが、チームメンバーとしての資質はなかなか変わらないからです。答え方や答えの中身に、誠実さ、謙虚さ、他者へのおもいやりを感じることができれば採用可。そうでなければ、慎重に検討することをお勧めします。

なお、新卒採用の面接の場合は、学生生活（学業、部活、アルバイト）を念頭に置いて質問をアレンジして下さい。「職種スキル」の質問は使えないので、①常識力（思考力と知識）、②前向きに取り組める積極性、③接遇適性、④根気強さ、⑤体力――に焦点を合わせたものが良いと思います。「仲間として」の質問は、そのまま使えます。

〈メンタル疾患の既往〉

メンタル疾患の既往がある方は、経験上、再発リスクが高いと言わざるを得ません。しかし、他人の気持ちや

図表 16　経験者採用面接の質問例

	知りたいこと	質問例	質問の意図（着眼点）
① 職種のスキル	どんな場所で、どんな仕事をどれぐらい経験してきたか？ ★スキルに関しては、疑問を感じたら細かく質問をして確かめましょう。経験していなければわからない質問が有効です。	・そのチームは何名ぐらいいましたか？	・どんな組織・場所で実務を経験してきたか？　分業化されたチームでは、業務範囲が狭い可能性があります。チームの大きさで、分業の程度が想像できます。
		・そのチームのなかで、あなたはどういったポジション（リーダー／ベテラン／中堅／新人）でしたか？	・経験した業務名だけでなく、どういう立場・役割でその業務を経験したかによって、経験値の高さを推測できます。
		・そのチームには何年ぐらいいましたか？	・経験量を推測できます。
		・具体的な経験業務を教えて下さい。	・業務名だけでなく、具体的な範囲を確認することが必要。
		・1日当たりの仕事量（処置／施術／撮影等）　はどれぐらいでしたか？	・**経験には質と量の両面あり**。難易度の高いスキルの経験有無だけでなく、どれぐらいの量を経験してきたかを確認しましょう。
		・あなたの得意な業務／領域は何ですか？	・既に聞いた経験業務と照らし合わせると、どの程度正直な申告かを推測できます。 ・得意な領域のスキルについての質問に的確に回答できているかで、スキルの高さを推測できます。 ・チームが必要としているスキルとマッチしているかの確認。
② 仲間として	一緒に仕事をしたいと思える人か？ ★面接なので自分をよく見せようとするのは当然ですが、**誠実さと謙虚**さを感じない場合は要注意です。 ★その人の素（本音、人柄、価値観）を知るためには、**予想外の質問が有効**です。事前に準備していないため、本音が出やすい。適当に創作したその場しのぎの答えなのか、迷いながらも一生懸命に考えた答えなのか。それによっても人柄が伝わってきます。	・前職（や部活）で、赤面するほどの大失敗とか、とても困った経験はありますか？ ・そのとき、リカバリーのためにあなたはどうされましたか？	・自分の失敗を正直に話せるかどうか。人柄（誠実・謙虚）が現れます。 ・失敗談でなく、自慢話をしていないか？ ・失敗のリカバリー方法にも人柄が現れます。反省、周囲への感謝、お詫びができる人かどうかを確認しましょう。
		・覚えの遅い新人が入ってきました。あなたが指導係としたら、どのように教えますか？	・実際に経験していないと、具体的には話せません。経験をベースにした回答になっていますか？ ・「なるほど！」と思える工夫や配慮が含まれていますか？ ・気配りできる人かどうかがわかる質問です。
		・新人が落ち込んでいたらどのように励ましますか？	・メンバーシップ適性（誠実さ、謙虚さ、おもいやり）が表に出やすい質問です。
		・一番の親友を思い浮かべて下さい。（少し間をおいて）その人はどんな人ですか？（答えのあと）その親友にあなたのことを聞いたら、どう紹介してくれると思いますか？ ・その親友との大切な約束をすっかり忘れていました。さすがに親友も怒っています。さて、どうしますか？	・答えにくい質問です。スラスラと答える人は創作の可能性あり。 ・友達関係や人間関係で何を重視しているかがわかる質問です。 ★質問を聞くときの表情、考えているときの表情、答えているときの表情に注目して下さい。
		・今後、どうなっていきたいですか？（スキル／役職等） ・就活で大事にしたい軸はなんですか？	・安定／働きやすさ／賃金レベル／スキルアップ／出世　等、何に一番関心があるかが現れやすい。
		・ひとつだけ願いが叶うとしたら、何を願いますか？　魔法が使えるようになる、というのはダメですよ（笑）	・素直さがでやすい質問です。笑顔で受け止める人、顔を顰める人、困惑する人。
③ ストレス耐性	打たれ強さがあるか？ ★ストレス耐性自体は弱くても、上手に解消できる技を持っていれば問題ありません。耐性の強さだけでなく解消の上手さにも着目して下さい。	・苦手なタイプの人はいますか？（同僚／患者様） →どうして苦手なんでしょうか。どう思いますか？ ・そうですよね、そういうときはストレスかかりますよね。そういうストレスをどのように発散されていますか？ ・余暇はどう過ごされていますか？	・ストレスの感じ方、発散方法、余暇の過ごし方には、その人の性格や価値観が現れます。（積極的／消極的、動的／静的、外向的／内向的等） ・ストレス耐性：強い／弱い（鈍感／敏感） ・ストレス解消：うまい／へた　　のどれに該当するかを考えてみて下さい。
		・悩みがあるとき、誰に相談しますか？	・相談できる友達がいるか？ ・ストレス耐性が弱く、かつ相談できないタイプの人は要注意。
		・今まで経験したなかで、好きな仕事と苦手な仕事、一つずつ教えて下さい。	・ストレスを感じやすい仕事の種類を確認する質問です。 ・隠された性格や価値観が現れやすい質問です。

秘訣37　経験者採用面接で見るべきポイント

1 職種のスキルの幅と深さ、経験の質と量
2 仲間として一緒に働きたいと思えるか
3 ストレス耐性の強さ、ストレス解消の上手さ

秘訣38　肯定から入るコミュニケーション法

1「あっ、いい意見（質問）ですね！　ありがとうございます」。
2「なるほど、鋭い意見ですね！　ありがとうございます」。

痛みがわかる優しい心の持ち主であることも多く、そうした長所を発揮して、良いリーダーに成長することもあります。

判断に迷うところですが、自然な笑顔が出ており、前向き（積極的）な姿勢を感じることができれば採用可であると思います。

〈あっ、いい質問ですね！〉

採用面接や研修、チーム内でのディスカッションにおいて、スタッフに意見や質問を求めることがありますが、雰囲気が固いとなかなか意見（質問）は出ません。そんな時、最初に出た意見（質問）に対して、嬉しそうな表情で、**「あっ、いい意見（質問）ですね！　ありがとうございます」と対応すると、その場の雰囲気を和らげる効果**があります。

良い意見（質問）なら当然ですが、少々トンチンカンなものであっても、このフレーズは使えます。例えば、「そうですよね。そう感じても不思議ではありません。勘違いしやすい部分です。実は、ここの意味は〜〜ということなんです。他の方にも参考になるご意見（質問）をありがとうございました」というふうに。

自分の意見（質問）に対して、嬉しそうな表情で褒めてくれた。外交辞令が含まれているとわかっていても嬉しいものです。発言した本人だけでなく、そのやりとりを聞いていた他のメンバーも、少々トンチンカンなものであっ

ても、頭から否定せずにちゃんと受け止めて上手に対応してくれる、と感じます。そうすると、意見（質問）を言いやすくなります。

コミュニケーションにおいて「肯定から入る」ことはとても重要で且つ効果的です。是非、使ってみて下さい。

・なるほど～　鋭い意見（質問）ですね！　……感心した表情
・なるほど～　まったく気付きませんでした。さすがですね！　……びっくりした表情
・なるほど～　そういう見方もできますね！　……うんうんと頷きながら

スキル10

数値管理のテクニック（管理部門向け）

管理部門のリーダー（特に部署長）の重要な役割として、数値管理があります。例えば、医業収入・コスト・その結果である利益。これが法人として最終的に重要な数値です。これらの数値は、私達全員の日々の諸活動の結果です。しかし、これらの数値をいくら眺めていても、私達の活動の何が良くて、何が悪かったかはわかりません。それでは、どんな数値に着目するのがよいのでしょうか。以下、医業収入と医師報酬を例にとって解説します。

〈医業収入は何で決まるのか？〉

A医師が1カ月で稼ぎ出す医業収入を例に挙げて、数値管理のテクニックをご紹介します。

①A医師の診療による医業収入＝10百万円／月（1千万円のことです）
②A医師の総診療数＝２０００人／月
③A医師の平均診療単価＝医業収入／総診療数＝５０００円／人
④A医師の当月の総診療時間＝２００時間／月
⑤A医師の時間当たり診療数＝総診療数／総診療時間＝10人／時間

さて、**1カ月の総診療時間④が一定だとしたら、**どうすれば医業収入（①）を増加させることができるでしょうか？

「医業収入（①）＝総診療数（②）×平均診療単価（③）」の関係にあります。したがって、総診療数（②）か、平均診療単価（③）のどちらかが増加すれば、医業収入（①）は増加します。

診療単価を意図的に上げることは医療機関としてご法度です。不要不急の検査は厳に慎まなければならず、適切な診療を行うことを最優先で考えるべきです。

つまり、医業収入の増加を実現するには、総診療数を増やすことが必要です。総診療数に着目すると、「総診療数＝総診療時間×時間当たり診療数」に分解できます。総診療時間は一定という前提で考えていますので、医業収入①を上げるためには、時間当たり診療数の増加が必要です。

肝心なのはここからです。時間当たり診療数を決める要素は何でしょうか？　簡単に言えばA医師の診療スピードです。これにはA医師の診療スタイルも関係するので簡単に解決できる問題ではありませんが、診療スピードを決める別の要素として予約枠の設定方法があります。

仮に、日々の来院数の８割が予約来院者だとします。**1時間単位での予約枠数**＝８人分であれば、一般の患者

（予約なし）を加えても、時間当たり診療数＝10人／時間が平均的な数値になります。

つまり理屈としては、**1時間単位での予約枠数＝10人に増やし、前日までの予約枠充足率＝100％**を目指して、さらに予約なしの**一般患者も従来どおりに診療**するという活動をすれば、時間当たり診療数を結果的に増加させ、医師の増員がなくても最終的な医業収入も増加させることができるのです。

医業収入に直結する重要な要素がわかりました。医師別の時間当たり診療数、予約枠充足率、平均診療単価を継続的に観察することにより、日々の活動の良し悪しを判断することができるようになります。また、平均診療数の推移を分析することは、来院数の推移を分析することにもなるため、月次の医業収入予測の精度を高めることにつながります。

〈医師報酬の考え方（外来診療の例）〉

医療機関経営の最も重要な要素は、医師の診療行為を源泉とする医業収入です。では、経営のエンジンである医師への報酬は、どのように考えるべきでしょうか。医師の経営に対する貢献は診療行為だけではありませんが、「成果」に報いるという観点では、成果物である医業収入の一定割合を医師の報酬とすることが合理的且つ納得性の高い方法です（**図表17**）。

医師の報酬を上げるためには、診療時間、診療数、診療単価、係数の4要素のいずれかを大きくすればよいということになります。

図表17　医師報酬の考え方

・医師の報酬（円／月）＝当該医師の医業収入（円／月）×係数
であることがシンプルかつ合理的。

↓書き換えると

・医師の報酬（円／月）＝ 診療時間（h／月）×時間当たり収入（円／h）×係数
＝ 診療時間（h／月）×時間当たり診療数（人／h）×診療単価（円／人）×係数

秘訣39　数値管理のテクニック

1. 時間当たり診療数、予約枠充足率、平均診療単価など、医業収入との関係が強い係数（医師の活動に関するもの）を見つける。
2. 上記係数の推移を継続的に観察して、季節変動の傾向や標準値を見つける。
3. 傾向や標準値を知ることで、早期に異常値を発見、対処する。

・診療時間は医師の希望（価値観）が優先されるため、定数として考える。
・診療科によって、「時間当たり診療数」と「診療単価」と、その積である「時間当たり収入」の水準は異なる。
・診療科別の「時間当たり収入」の差を調整するのが「係数」。

係数は、医業収入の何割を医師の報酬とするかを決めるものです。つまり、事業会社でいう「粗利率」と、自分の仕事への見返りという意味での「医師の満足度」を決定づけるものとなります。すべての診療科の時間当たり収入（円／h）が同じ水準であれば、係数は1つで済みますが、現実は診療科によってかなり異なります。係数は、診療科ごとの時間当たり収入（円／h）の差を調整し、診療科ごとの医師報酬のバランスを整える重要なものです。

例えば、外来診療での平均的な内視鏡専門医の　時間当たり診療数（人／h）は少ないが、診療単価（円／人）は高い。整形外科医の時間当たり診療数（人／h）は多いが、診療単価（円／人）は低い。その結果、時間当たり収入（円／h）も差が生じる。この差の多くは診療科の性質によって生じるものです。

※　同一診療科内での時間当たり収入（円／h）の差は、時間当たり診療数（人／h）の差であるため、医師のやる気や技量の差である可能性が高い。

※　手術は診療単価が全く異なるため、外来診療とは別に考える。

※　診療にあたって必要となるコメディカル要員も診療科によって異なる。コメディカル要員の人件費は収入を産み出すための原価という性質であるため、その差も係数で調整すべきです。

各診療科の特徴を考慮した「係数」に基づいた報酬計算は、医師にとって最も納得性がある報酬計算方法と言えます。診療科別の係数が決まれば、同一診療科内の報酬の差は、**診療時間（h／月）×時間当たり診療数（人／h）**の差で決まることになり、長い診療時間で、早く診療した医師の報酬が高くなります。

医療機関にとって、診療科別医師別の時間当たり診療数（人／h）と診療単価（円／人）は非常に重要な数値です。これらの重要な数値の変動を継続的に観察し続けることにより、季節変動の傾向、標準値・異常値を見つけることができます。

このように、**日々の活動結果の良し悪しがわかる指標を見つけて、その指標を継続的に観察していくことが数値管理**なのです。

〈モノサシ機能〉

コメディカル職員の配置、複数の診察室を使用してのマルチ診察など、診療の質を落とさずに診療スピードを上げる方法の効果測定をしたい場合にも、時間当たり診療数は活用できます。

〈医師へ要望を伝える時〉

医師の診療スタイルについては、たとえ事務長であってもなかなか口は出せません。しかし、例えば消化器科外来の診療スピード（時間当たり診療数）の平均と偏差を把握しておけば、診療スピードの遅い消化器科医師に、その事実を提示することで改善をお願いすることは可能です。

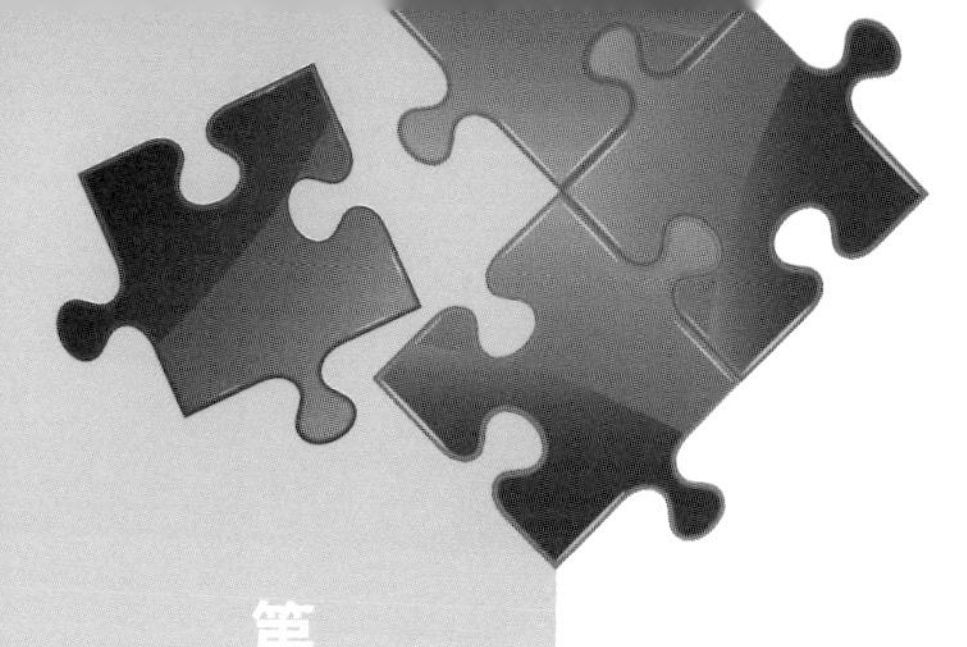

第5章

働き方改革

働き方改革推進のため、2019年より、労働時間法制と雇用形態の違いによる待遇差の是正についてかなり影響の大きい法改正が行われました。働き方改革は経営者、事務長、人事担当者が主体となって取り組むべきテーマですが、職場のリーダーである皆さんにもおおいに関係のあることです。法改正を踏まえ医療現場の私達は、どんなことに着目して業務改革に臨めばよいのでしょうか。その考え方とノウハウについて解説します。

※医師から他職種へのタスク・シフトについては、職場リーダーが単独では取り組めないテーマですので、本書では扱っていません。

概説

働き方改革に関する法の要請は、次のとおりです。

ポイント1　労働時間法制の見直し

〈施行期日〉2019年4月1日（※中小事業主に該当する場合は2020年4月1日）

①残業時間の上限規制……医師への適用は、改正法施行5年後とされています。

・原則　月45時間以内、年間360時間以内

・例外　月45時間超は年6回以下、かつ年間720時間以内、複数月平均80時間以内、月100時間未満

※例外が認められるのは、臨時的な特別の事情がある場合に限られる。（労使合意、三六協定、特別条項）

②「勤務間インターバル」制度の導入促進

③1人1年当たり5日間の年次有給休暇の取得を法人に義務づけ

④月60時間を超える残業は、割増賃金率を引上げ（25%→50%）（※中小事業主へ適用は2023年4月1日）

⑤労働時間の状況を客観的に把握するよう、法人に義務づけ……健康管理の観点から、管理監督者も含めて把握
⑥「フレックスタイム制」により働きやすくするため、制度を拡充……清算期間を1カ月→3カ月
⑦専門的な職業の方の自律的で創造的な働き方である「高度プロフェッショナル制度」を新設。

ポイント2　雇用形態に関わらない公正な待遇の確保
〈施行期日〉２０２０年4月1日（※ 中小事業主に該当する場合は２０２１年４月１日）
①不合理な待遇差の禁止（同一労働同一賃金ルール）
②労働者に対する、待遇に関する説明義務の強化
③行政による事業主への助言・指導等や裁判外紛争解決手続（行政ＡＤＲ）の規定の整備

ポイント1のなかで医療機関へのインパクトが最も大きいのは、断トツで残業時間の上限規制であり、ポイント2では同一労働同一賃金ルールになります。本章では、この2点をテーマに取り上げます。

2　残業上限規制

今回の見直しを行った国の意図は、長時間労働の抑制、メリハリのついた勤務（休息の確保）、健康維持の実現ということだと思われます。どうしても、残業上限規制の数値に意識が向いてしまいますが、私達が**取り組まなければいけないのは、「業務の改革」**です。

現状の業務を見直し、ムリ・ムラ・ムダを取り除き、もっと業務効率を上げることによって、結果的に残業が減る、有給休暇も取得しやすくなる、そういう職場を実現しなさい、ということだと思います。

実際、皆さんが一番頭を悩ませるのは、**どの業務に着目して、どのように改善を進めたらよいのか**、ではないでしょうか。職場によって、どこにムリ・ムラ・ムダがあるのかは千差万別です。そこで、どの業務を改善すべきか、目の付け所と、改善の具体的な進め方について解説します。

ケース⑬　残業45時間超の月が年7回以上ある職員が5名。どう改善する？

土日祝も診療を行う大型クリニックの事例。青空クリニックの一日の平均外来来院数は約４００名。一カ月単位の変形労働時間制を適用、パート職員を含め、18名の医事職員で外来対応をしている。

医事課職員の残業が定常的に多く、なかでも問題なのは、年間で、残業45時間超の月が7回以上の該当者が5名いること。

法の要請に対応するためには、少なくとも残業45時間超の月を年6回以下に収めることが必要である。

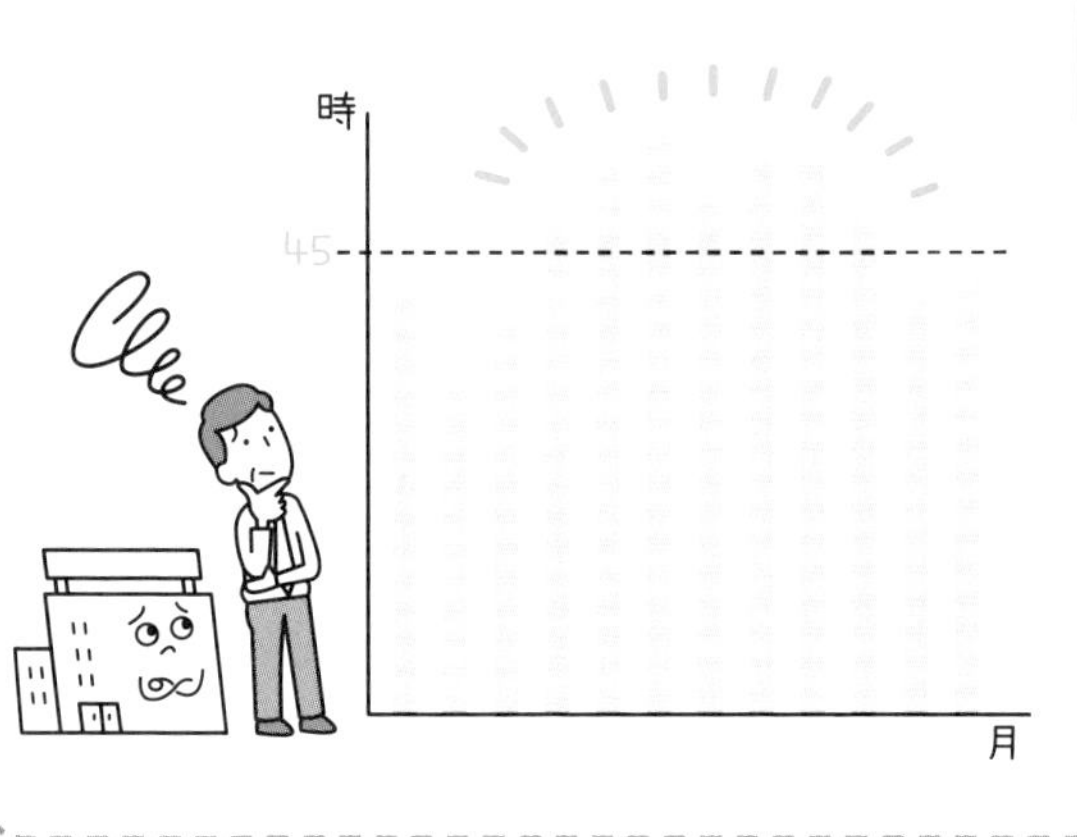

〈ケース解説〉

〈ステップ１　目標〉

月45時間超は年６回以下、かつ年間７２０時間以内、複数月平均80時間以内、月１００時間未満を遵守する。

〈ステップ２　現状分析〉

対策を考える前に、まず実態を正確に把握する必要があります。この事例では、医事課職員の過去1年間の残業が、どの時期（年、月、日、曜日）、どの時間帯に多く発生しているかを分析し、その特徴を見つけることから始めます。

図表 18　現状分析

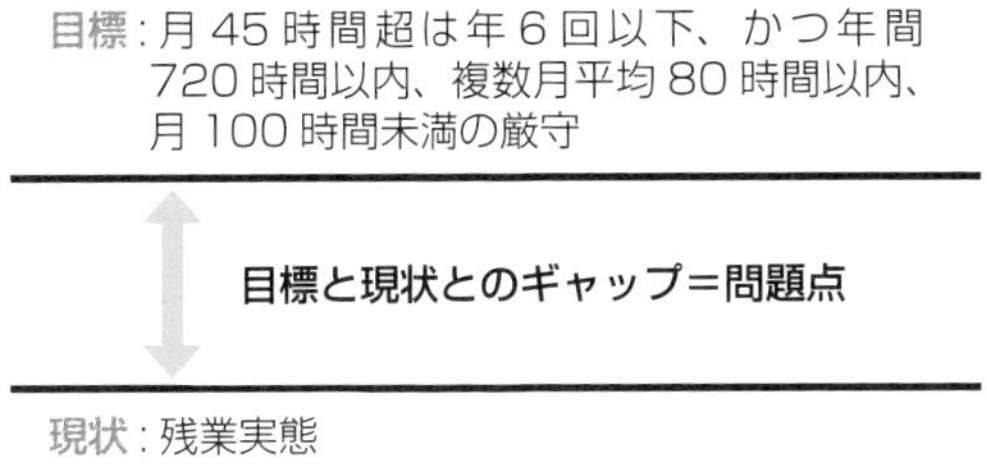

目標：月 45 時間超は年 6 回以下、かつ年間 720 時間以内、複数月平均 80 時間以内、月 100 時間未満の厳守

目標と現状とのギャップ＝問題点

現状：残業実態

〈ステップ３　ギャップの明確化／具体化〉

・45時間超残業回数7回以上／年……該当者5名（7回、7回、9回、9回、9回）
・上限規制に抵触する職員は5名。45時間超残業が定常的になっている恐れがある。
・5名は、レセプト作業のメイン担当者。約1万枚のレセプトの最終チェックを5名で分担。レセプトチェックを担当できるスタッフの層が薄いため、負担が集中していたことがわかった。
・また、この5名は主任・班長であるため、レセプト以外の担当業務をもっており、外来を回しながら担当業務をこなしていたことも、残業発生の理由であった。

〈ステップ４　施策の立案と実現可能性チェック〉

以上の作業により、「目標」、「現状とのギャップ」が明確になりました。次は、ギャッ

図表 19　医事課職員の残業実態

年次	・10 ～ 3 月（繁忙期）は、4 ～ 9 月（閑散期）の平均来院数の 1.3 倍。それに伴い、平均月間残業時間は 5 時間増。 ・インフルエンザの予防接種、罹患疑いの診察数の多さが主要因。 ・45 時間超残業回数 7 回以上／年……該当者 5 名　（7 回、7 回、9 回、9 回、9 回） ・年間残業 360 時間以上……該当者 5 名（上記 5 名と同一） ・年間残業 720 時間超……該当者なし
月次	・5 日単位での残業時間（月間合計に占める比率）1 ～ 5 日＝ 45%、6 ～ 10 日＝ 15%、11 ～ 15 日＝ 10%、16 ～ 20 日＝ 10%、21 ～ 25 日＝ 10%、26 ～ 30 日＝ 10% ・月間残業の最大値は 80 時間。複数月平均 80 時間以内の制限はクリアしている。 ・月間残業の 6 割が 10 日までに発生。特に 5 日頃までに集中している。 ・長時間残業者 5 名は 10 日までに 40 時間余。 ・月間残業時間の約半分はレセプト関係と推測。
日次	・午前のみの半日シフト終了後の継続勤務。主に担当業務を処理するための残業。 ・受付終了後の予定外残業（診察終了直前の患者集中による）。 ・レセプトを除くと、平均 1 日 1 時間程度。月間残業への影響は月 20 時間程度。
曜日	・平日は、曜日による残業時間の差はあまりない。 ・土日は、ほとんど残業なし。 ・祝日は、休憩が取れず、休憩予定時間が残業となるケースが多い。 ・近隣の医療機関が休診となる祝日は、予約無しの駆け込み来院が多い。 ・土日祝の残業は多くなく、月間残業への影響は小さい。

プを埋め、確実に目標を達成できる施策の検討です。色々な施策が考えられると思いますが、実現可能性のあるものを選択しましょう。

このチームのリーダーである医事課長は、次の施策を選択しました。

レセプト処理に要する残業時間を半減できれば、繁忙期以外は45時間以内に抑制できそうである。

・レセプトの作業手順を見直し、月末までに行える作業を抽出して前倒し実施　……部分的に可能

・レセプト処理能力の向上を目的とした、若手職員に対するレセプト研修の実施　……可能

・レセプト期間に派遣社員を活用し、レセプト担当者がレセプト業務に専念できるようにする　……可能

・5名の担当業務を若手メンバーに振り分けて負荷の軽減を図る　……可能

その結果、4~9月に45時間を超えることはなくなり、法の要請を遵守することができました。た

だし、残業時間が高水準であることは間違いないため、引き続きレセプト・担当業務の改善を進めています。

本ケースはフィクションですが、同様のケースはめずらしくはないと思われます。ポイントは、**必達目標を意識しながら現状を見る**こと。目標が曖昧だと、どうしても現状を見る目もピントがぼやけてしまいます。

3 同一労働同一賃金ルール

本項は、経営者・人事担当者向けの専門的な内容になっています。皆さんの勤務先である医療機関にも関係することですが、読み飛ばし、後からお読みいただいても結構です。

(1) 同一労働同一賃金ガイドライン

ケーススタディの前に、「同一労働同一賃金ガイドライン」について簡単に解説します。**図表20**のとおり、ガイドラインは基本給（時給）、賞与、各種手当について、個別に指針を定め、さらに、「違いに応じた支給」の意味について、補足説明が加えられております。

秘訣40　残業時間分析のコツ

❶ 繁忙要因には、「レセプト」「季節」「医師の他機関兼務」「近隣医療機関の閉院」――等がある。

❷ 職員の残業も上記に影響を受けるため、図表１９のように分析の切り口を複数用意する。

❸ 残業の多い時期や時間帯を分析することで、真の残業発生原因が特定しやすくなる。

図表 20 「同一労働同一賃金ガイドライン」の概要

パートタイム労働者・有期雇用労働者（1）

① 基本給

・**基本給**が、労働者の能力又は経験に応じて支払うもの、業績又は成果に応じて支払うもの、勤続年数に応じて支払うものなど、その**趣旨・性格が様々である現実を認めた上で、それぞれの趣旨・性格に照らして、実態に違いがなければ同一の、違いがあれば違いに応じた支給を行わなければならない。**

・**昇給**であって、労働者の勤続による能力の向上に応じて行うものについては、同一の能力の向上には同一の、違いがあれば違いに応じた昇給を行わなければならない。

② 賞与

・**ボーナス（賞与）**であって、会社の業績等への労働者の貢献に応じて支給するものについては、同一の貢献には同一の、違いがあれば違いに応じた支給を行わなければならない。

③ 各種手当

・**役職手当**であって、役職の内容に対して支給するものについては、同一の内容の役職には同一の、違いがあれば違いに応じた支給を行わなければならない。

・そのほか、業務の危険度又は作業環境に応じて支給される**特殊作業手当**、交替制勤務などに応じて支給される特殊勤務手当、業務の内容が同一の場合の**精皆勤手当**、正社員の所定労働時間を超えて同一の時間外労働を行った場合に支給される**時間外労働手当の割増率**、深夜・休日労働を行った場合に支給される**深夜・休日労働手当の割増率**、**通勤手当・出張旅費**、労働時間の途中に食事のための休憩時間がある際の**食事手当**、同一の支給要件を満たす場合の**単身赴任手当**、特定の地域で働く労働者に対する補償として支給する**地域手当**等については、同一の支給を行わなければならない。

⚠〈正社員とパートタイム労働者・有期雇用労働者との間で賃金の決定基準・ルールの相違がある場合〉

・正社員とパートタイム労働者・有期雇用労働者との間で賃金に相違がある場合において、その要因として賃金の決定基準・ルールの違いがあるときは、「正社員とパートタイム労働者・有期雇用労働者は**将来の役割期待が異なるため、賃金の決定基準・ルールが異なる**」という**主観的・抽象的説明ではなく**、賃金の決定基準・ルールの相違は、**職務内容、職務内容・配置の変更範囲、その他の事情の客観的・具体的な実態に照らして、不合理なものであってはならない。**

⚠〈定年後に継続雇用された有期雇用労働者の取扱い〉

・**定年後に継続雇用された有期雇用労働者についても、パートタイム・有期雇用労働法が適用される。**有期雇用労働者が**定年後に継続雇用された者であることは、待遇差が不合理であるか否かの判断に当たり、その他の事情として考慮されうる。**様々な事情が総合的に考慮されて、待遇差が不合理であるか否かが判断される。したがって、**定年後に継続雇用された者であることのみをもって直ちに待遇差が不合理ではないと認められるものではない。**

（「同一労働同一賃金ガイドライン」厚生労働省告示第430号から引用）

「同一の職務・成果・能力の向上・貢献には同一の支給」、「違いがあれば違いに応じた支給」はどう理解したら良いでしょうか。違いがあっても、その違いに合理的な理由があれば同一の支給でなくても良いということです。同一労働同一賃金ルールのむずかしさは、この点にあります。

では、ケースを示しますので、問題点を探してみて下さい。診療放射線技師A（正職員）、B（パート職員）のある月の給与です。違いに合理的な理由があるでしょうか？

ケース⑭　正職員とパート職員のある月の給与比較

ヒント　①職種給の単価、②評価給の単価、③常勤加算の有無、④勤続加算の単価、⑤通勤手当の支給方法に注目して下さい。

図表 21　正社員とパート職員の給与比較

			正職員　Aさん	パート職員　Bさん
労働条件			・正職員（常勤） ・週 40h シフト勤務 ・勤続２年 ・固定給※ ※１カ月 175h として計算	・パート職員 ・週２日 16h シフト勤務 ・勤続２年 ・時給制
当月の勤怠			・21 日出勤 休暇なし ・残業なし	・10 日出勤 80h 勤務 ・残業なし
当月の給与	基本給の内訳	①職種給： 職種毎に定められているもの（診療放射線技師）	@ 1,700 円× 175h ＝ 297,500 円	@ 1,600 円× 80h ＝ 128,000 円
		②評価給： 人事評価に基づく昇給額の累積分	@ 200 円× 175h ＝ 35,000 円	@100 円× 80h ＝ 8,000 円
		③常勤加算： 常勤職員に対して支給されるもの	月額　10,000 円	0 円
		④勤続加算： 勤続年数に応じて支給されるもの	@ 1,000 円×２年 ＝ 2,000 円	@ 400 円×２年 ＝ 800 円
	手当	⑤通勤交通費： 実費相当額	一か月定期代 ＝ 8,000 円	@往復交通費×出勤日数 400 円× 10 日 ＝ 4,000 円

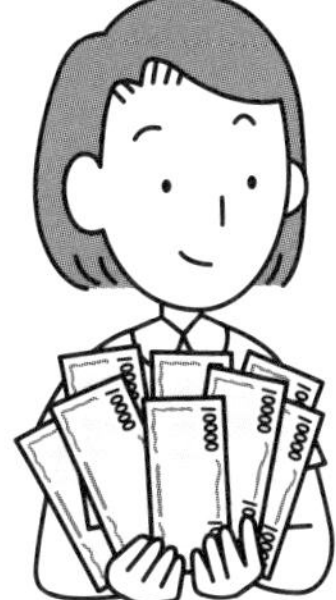

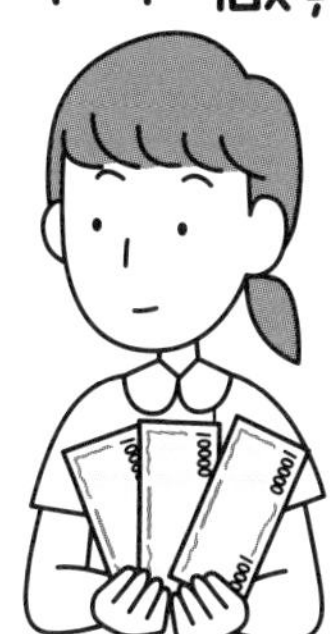

（2）ケース解説

①職種給

Aさんの職種給は、@１７００円×１７５ｈ＝29万５０００円。（１７５ｈは、平均所定労働時間／月）

Bさんの職種給は、@１６００円×80ｈ＝12万８０００円。

この金額の差は、単価と労働時間の違いによって生じています。

問題だと思われるのは単価差です。技師としての業務内容が同じだとすると、雇用形態の違いを理由として単価差を設けることは合理的な根拠がないためNGとなります。

計算の根拠に所定労働時間を使用している点は、業務量に応じた「違い」であるため問題ありません。

②評価給

評価給は、毎年の昇給額が累計される支給項目です。

Aさんの評価給は、@２００円×１７５ｈ＝３万５０００円。（１７５ｈは、月平均所定労働時間）

Bさんの評価給は、@１００円×80ｈ＝８０００円。

二人の単価差は、2年間の人事評価に基づく昇給額の差です。昇給額（@２００円と１００円）の設定根拠が合理的なものであればOKと言えそうです。しかし、パート職員という理由だけで昇給額が１００円となったのであれば、不合理と言わざるを得ずNGとなります。

③常勤加算

常勤加算が常勤であることだけを理由とする場合は、二人の成果・貢献とはまったく関係ないためNGです。

一方、異動（職務・職種・配置等）の有無を支給基準とするものであれば、月額1万円は問題のない範囲だと言えそうです。異動により就業環境は大きく変化します。法人への協力、異動リスク負担という意味で、基本給（時給）にて手当を支給することは負担への労いという意味で、「違いに応じた支給」と言えるためです。

④**勤続加算**

・Ａさんの勤続加算は、＠１０００円×２年＝２０００円。
・Ｂさんの勤続加算は、＠４００円×２年＝８００円。

単価差があるのでＮＧのようにみえますが、Ａさんは週40ｈ、Ｂさんは週16ｈが所定労働時間であり、比率（10：４）に応じた加算になっています。勤続＝経験の蓄積に対する加算とすれば、所定労働時間の差に基づく単価差は合理的な差異と思われます。

⑤**通勤手当**

Ａさんの通勤手当は、公共交通機関の１カ月の定期代です。一方で、Ｂさんは、＠往復交通費×実出勤日数です。異なる支給方法なので、ガイドラインの記載（同一の支給）によるとＮＧではないかと思えます。しかし、実費相当額の支給という観点で考えると不合理とは言えず、個人的にはＯＫだと考えます。実務上、同一の支給方式を採用するのは現実的ではありません。ちなみに、ガイドラインにも「問題とならない例」としてパート職員への日額支給方式が例示されています。

いかがだったでしょうか。同一労働同一賃金ルールは、人事担当者でもおおいに悩むほどむずかしいものです。それだけ現実と乖離のあるルールと言えるかもしれません。

中小事業主に該当しない大規模医療機関への同一労働同一賃金ルールの適用は2020年4月。中小事業主にも2021年4月から適用がされました。

さらに、短時間労働者の社会保険加入条件の変更が決まっています。

①従業員数　現在は500人超

※　2022年10月から100人超／2024年10月から50人超に変更される（社会保険加入者数）

②所定労働時間　週20h以上（雇用契約ベース）

③月収　8.8万円以上　ただし、残業代、通勤手当、賞与は算入しない。

※　②③については、条件の説明を簡略化しています。

雇用形態に関わらない公正な待遇の確保と短時間労働者の社会保険加入条件変更は、セットで用意された政策です。本改正には次のような狙いと流れがあると考えられます。

・年金財政の改善を狙って加入対象者を拡大したい国の思惑があり、短時間労働者が対象となった。
・年金に加入すると短時間労働者であっても保険料負担が発生するため、実質、手取りが減ってしまう。
・年金加入を避けるために労働時間を減らす動きが起こるかもしれない。
・短時間労働であるが故の不公平な賃金格差を解消することで、年金加入かつ労働時間拡大へ誘導することができる。

政府の思惑どおりに保険加入者が増えるかどうかはわかりませんが、医療機関にとっては人件費増につながる政策であることには違いありません。その意味では、「働き方改革＝業務改革による業務の効率化」は待ったなしの課題と言えます。

（３）担当業務に違いがある場合は？

「担当業務の違い」についても触れておきたいと思います。担当業務に違いがあれば、支給額に差があっても問題ありません。ポイントは、業務の違いが適切に説明できるかどうかです。法の要請を真面目に解釈すると、業務に単価を設定しておかないと賃金差の説明ができません。おそらく、皆さんが一番頭を悩ませているのがこの問題ではないでしょうか。この問題をクリアするひとつのモデルをご紹介します。

〈業務スキル資格認定制度（医事の例）〉

①新入職員としての初期トレーニング修了後、会計・受付（基本）・接遇（基本）の業務の範囲で筆記テストと実技テストを実施。実務でほぼ単独で業務をこなせることを確認したうえで、医事認定資格Ａと認定。この認定を取得できない間は、単独で業務には就かせず、指導役とのペア業務を行わせる。

②認定資格Ａを取得すると、該当業務に単独で就けるだけでなく、認定資格手当が支給される。

③次に難易度が高い業務（電話、受付（応用）、接遇（応用）等）は、認定資格Ｂとリンク。筆記テスト・実技テストを経て、単独業務が認められる。

このように難易度別の業務グループを作り、認定資格保有＝該当業務を担当できる、という仕組みを作ります。パートでも認定資格を取得すれば該当業務を担当でき、手当も支給されるというわけです。

この仕組みがあれば、おおまかではありますが、業務の「違いに応じた」支給という法の要請に応えることができます。この業務グループと認定資格を連携させる方法は、能力開発にもおおいに役立ちます。

とは言え、同一労働同一賃金のルールの遵守は、やはりとても高いハードルです。

基本給（または時給）についてては①**能力・経験**、②**業績・成果**、③**勤続年数**、賞与についての④**貢献**という4つの指標について合理的に説明できることが求められています。

例えば、理事長や院長が感覚で昇給額や賞与額を決めていると、「法の要請」を遵守していることの説明が非常にむずかしくなります。合理的な根拠に基づいて、システム的に運用することが求められていると言えるのではないでしょうか。

1人当たり5日間の年次有給休暇取得の義務付け

法の要請事項としては、そのほかに有給休暇（5日間）の取得義務付けがあります。有給休暇の取得実態は法人によってかなり差があると予想されますが、2019（平成31）年の厚生労働省調査によると、全産業での平均取得率は52・4％、1人当たり取得日数は9・4日でした。

このことから、国の意図は、有給休暇を5日でさえ取得できない職場をなくすことによって、働き方を変えていく意識付けを狙ったものと推測されます。

※　平成31年就労条件総合調査（厚生労働省）によると、全体の取得率は52・4％。規模別では、「1000人以上」が58・6％、「300〜999人」が49・8％、「100〜299人」が49・4％、「30〜99人」が47・2％。
労働者一人当たりの取得日数は、全体で9・4日。規模別の差はあまりありません。

秘訣41　同一労働同一賃金ルールのポイント

1. 合理的な理由があれば賃金の「差」は認められる。
2. 説明義務が強化されたため、事業主には「差」に関する質問に回答する義務が課せられた。

〈有給休暇５日取得を確実に行う仕組みの例〉

確実に対象者全員が最低５日間を取得する仕組みの例をご紹介します。

①有給休暇付与リストを作成する（付与日、付与日数）

②付与日から６カ月経過した時点で、過去６カ月間の有給休暇取得日数をカウントする

③取得日数が５日未満の人を抽出し、「有給休暇取得計画書」の提出を指示する。有給休暇取得計画書に残りの６カ月間で不足する日数分（例　取得済みが３日であればあと２日分）の取得予定日を記入し、人事部門へ提出してもらう。取得日は本人の希望を優先したうえで、最終的に所属長が決定する。

④人事部門は、取得予定日に有給休暇が取得されていることを確認する。

この方法には、有給休暇付与日から６カ月後にアクションを起こすので、対象者がかなり絞られるというメリットがあります。

【ご参考】

「働き方・休み方改善ポータルサイト」（https://work-holiday.mhlw.go.jp/）

厚生労働省委託事業として作成されたサイトで、とてもわかりやすく、職場リーダーの皆さんにもお勧めできます。

秘訣42　有給休暇取得の促進

❶職員がためらいなく休暇を取得できるよう、有給休暇取得の仕組みを作る。

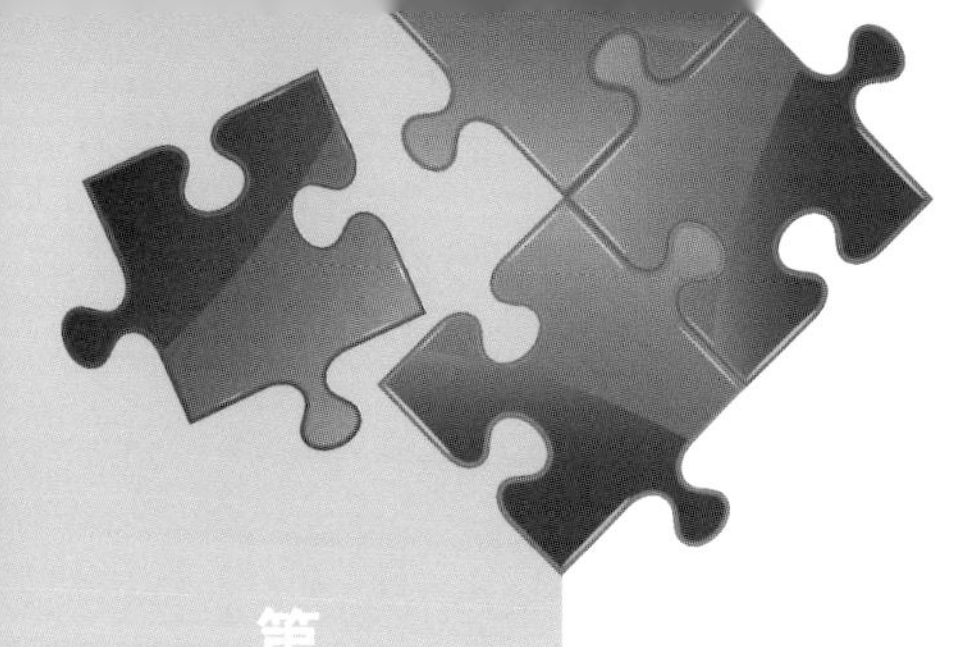

第6章

ハラスメント

働き方改革とともに、ハラスメントについても法改正が行われました。ハラスメントも職場の人間関係トラブルの一部ですが、法は事業主に対して守るべき責務を規定しています。ハラスメントは、パワーハラスメント6類型、セクシャルハラスメント2類型に、マタニティハラスメントを合わせて、9類型に分けられます。法の要請については、わかりやすいパンフレット類が数多く作成されていますので、本書では、解説は簡潔なものに止め、皆さんに試していただきたい「提案」をしたいと思います。

概説

ハラスメント関係の諸ルールは、厚生労働省が作成したパンフレット「パワーハラスメント対策導入マニュアル（PDF版76頁）」（※）がたいへんわかりやすく、法の要請に基づき、何を行えばよいかを網羅的に解説しています。人事担当者やハラスメント相談窓口に携わる方は、一度お読みになることをお勧めします。

本章では、ハラスメントを理解するうえで重要な、法の要請事項（11項目）、パワーハラスメントの定義、パワーハラスメントの6類型について簡単に紹介します。

※「あかるい職場応援団」（厚生労働省）官製とは思えないほどわかりやすく、職場リーダーの皆さんにもお勧めできます。パンフレット類のダウンロードも可能で、判例や対策事例も紹介されています。

(1) 法の要請事項

特に理解がむずかしいことはありません。要するに、どんな言動がハラスメントに該当し、ハラスメントに対して法人としてどう対処するかを職員に周知し、行為者には適正な措置を、被害者には適正な配慮をしなさい、ということです。

1. ハラスメントの内容、方針等の明確化と周知・啓発
2. 行為者への厳正な対処方針、内容の規定化と周知・啓発
3. 相談窓口の設置
4. 相談に対する適切な対応
5. 事実関係の迅速かつ正確な確認
6. 被害者に対する適正な配慮の措置の実施
7. 行為者に対する適正な措置の実施
8. 再発防止措置の実施
9. 業務体制の整備など、事業主や妊娠等した労働者等の実情に応じた必要な措置
10. 当事者などのプライバシー保護のための措置の実施と周知
11. 相談、協力等を理由に不利益な取扱いを行ってはならない旨の定めと周知・啓発

（2）パワーハラスメントの定義

①優越的な関係を背景とした言動であって
②業務上必要かつ相当の範囲を超えたもの
③労働者の就業環境の侵害

この３つの構成要素を満たしているものをパワーハラスメントと言います。

秘訣43 ハラスメントに関する法の要請

1. どんな言動がハラスメントに該当し、ハラスメントにどう対処するかを法人として職員に周知すること。
2. ハラスメントの行為者には適正な措置を、被害者には適正な配慮をすること。

秘訣44 パワハラとは何か

1. 職位や職能の高い人が部下や同僚に対して、常識的に認められる範囲を超えた言動を行い、通常どおりに仕事を進められなくすること。

〈キーワード〉

優越的関係

上司→部下、トレーナー→トレーニー、先輩→後輩等が一般的な優越的関係ですが、医療機関においては、医師→医師以外の職員も該当すると考えられます。

業務上必要かつ相当の範囲

わかりづらい言い回しですが、「平均的な社会人」が業務上で常識的に認められると感じる範囲という理解でよいと思います。

就業環境が害される

身体的・精神的に影響を受けた結果、通常どおりに仕事を進められない状態になっていることです。

(3) パワーハラスメントの6類型

パワハラの6類型については、厚生労働省作成のマニュアルに具体的な例が挙げられています(図表22)。

図表 22　パワーハラスメント６類型

代表的な言動の類型	該当すると考えられる例	該当しないと考えられる例
1　**身体的な攻撃** （暴行・傷害）	①殴打、足蹴りを行う。 ②相手に物を投げつける。	①誤ってぶつかる。
2　**精神的な攻撃** （脅迫・名誉棄損・侮辱・ひどい暴言）	①人格を否定するような言動を行う。相手の性的指向・性自認に関する侮辱的な言動を含む。 ②業務の遂行に関する必要以上に長時間にわたる厳しい叱責を繰り返し行う。 ③他の労働者の面前における大声での威圧的な叱責を繰り返し行う。 ④相手の能力を否定し、罵倒するような内容の電子メール等を当該相手を含む複数の労働者宛に送信する。	①遅刻など社会的ルールを欠いた言動が見られ、再三注意してもそれが改善されない労働者に対して一定程度強く注意をする。 ②その企業の業務の内容や性質等に照らして重大な問題行動を行った労働者に対して、一定程度強く注意をする。
3　**人間関係からの切り離し** （隔離・仲間外し・無視）	①自身の意に沿わない労働者に対して、仕事を外し、長期間にわたり、別室に隔離したり、自宅研修させたりする。 ②一人の労働者に対して同僚が集団で無視をし、職場で孤立させる。	①新規に採用した労働者を育成するために短期間集中的に別室で研修等の教育を実施する。 ②懲戒規定に基づき処分を受けた労働者に対し、通常の業務に復帰させるために、その前に、一時的に別室で必要な研修を受けさせる。
4　**過大な要求** （業務上明らかに不要なことや遂行不可能なことの強制・仕事の妨害）	①長期間にわたる、肉体的苦痛を伴う過酷な環境下での勤務に直接関係のない作業を命ずる。 ②新卒採用者に対し、必要な教育を行わないまま到底対応できないレベルの業績目標を課し、達成できなかったことに対し厳しく叱責する。 ③労働者に業務とは関係のない私的な雑用の処理を強制的に行わせる。	①労働者を育成するために現状よりも少し高いレベルの業務を任せる。 ②業務の繁忙期に、業務上の必要性から、当該業務の担当者に通常時よりも一定程度多い業務の処理を任せる。
5　**過少な要求** （業務上の合理性なく能力や経験とかけ離れた程度の低い仕事を命じることや仕事を与えないこと）	①管理職である労働者を退職させるため、誰でも遂行可能な業務を行わせる。 ②気に入らない労働者に対して嫌がらせのために仕事を与えない。	①労働者の能力に応じて、一定程度業務内容や業務量を軽減する。
6　**個の侵害** （私的なことに過度に立ち入ること）	①労働者を職場外でも継続的に監視したり、私物の写真撮影をしたりする。 ②労働者の性的指向・性自認や病歴、不妊治療等の機微な個人情報について、当該労働者の了解を得ずに他の労働者に暴露する。	①労働者への配慮を目的として、労働者の家族の状況等についてヒアリングを行う。 ②労働者の了解を得て、当該労働者の機微な個人情報（左記）について、必要な範囲で人事労務部門の担当者に伝達し、配慮を促す。

サッカーには、イエローカードとレッドカードというルールがあります。非紳士的行為や危険なプレーに対してはイエローカードが出され、再度同様の行為でイエローカードが出された場合は自動的にレッドカードになり退場が命じられます。非常に危険なプレーや悪質な言動があった場合には、その行為一発でレッドカード（退場）になることもあります。

これは、ハラスメントでも同じです。ある程度の反復・継続がハラスメント判定の基準となりますが、言動の程度と被害者に与えた影響度によっては、一発レッドカードの可能性もあります。

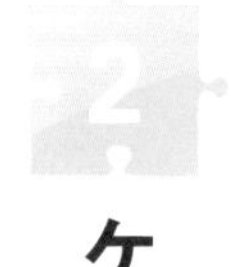

2 ケース解説

ケース②（p.33）をもう一度読み返してみて下さい。対処法が手ぬるいと感じられる方もいらっしゃると思います。**ケース②**は、穏便に問題行動を止める方法としてご紹介しました（被害者が話を大きくすることを望まない時など）。

もし、トレーナーTさんの言動がもっと過激なものであったら（例えば周りに人がいる場所でAさんを激しく罵倒したり、執拗に意地悪な態度を示す等）、トレーナーという優位な立場を使ったパワーハラスメントと捉えるべきです。その場合、法人は迅速かつ正確な事実確認と行為者に対する適正な措置を取る必要があります。

具体的には、**Aさんまたは関係者の申告に基づき**、挨拶無視の事実の有無とその継続期間、本人に聞こえるように嫌味・悪口を言った事実の有無、その他のハラスメントに該当する行為の有無など**確認**を行います（ハラスメント相談窓口の担当者または人事担当者が、同じ職場の職員等の関係者にヒアリング）。

調査によってハラスメント行為が認定された場合は、法人の**就業規則の定めに従って、厳重注意を含む何らかの処分**を行うことになります。被害の大きさ・重さに見合った処分であることが必要なため、懲戒処分を行うときは、法人の懲戒委員会などで、そのつど検討する必要があります。職場に与えるインパクトはかなり大きくなりますが、こうした対応を迅速かつ適切に行いなさい、というのが「法の要請」です。

皆さんへの提案

ハラスメントは起きないことがベストですが、**発生した時、その瞬間に、その場で解決**できたら、それが最も効果的です。このような場面に遭遇したとき、どんな対応を取るのが効果的でしょうか。

- **上司が部下に対し、業務上の必要な範囲を逸脱したレベルで、怒鳴り、人格を否定するような言葉を浴びせ始めた。**
- **職場で、ある職員が「性的」な話題を始めた。**
- **育休から復職してきた職員に対して、ある同僚が「職場の（お荷物）なんだよな」と発言した。**

まず考えられる方法は相談窓口への相談・連絡ですが、それでは今起きている事態に対処できません。

そこで、ちょっと奇抜な方法ではありますが、行為者に対して、その場に居合わせた人が、次のようにそっと耳打ちしてはどうでしょうか。

「○○さん、これハラスメントかもしれません」

この一言が言えたら、その瞬間に、その場で解決できる可能性が出てきます。

右記のハラスメント例の行為者のなかには、自分の言動がハラスメントに該当すると思っていない人がいます。

・「これぐらいは業務上の指導の範囲内だ。これがダメなんだったら、指導なんかできない！」
・「これぐらいは世間話の範囲内だ。みんな喜んでるじゃないか」
・「事実を言って、何が悪いんだ」——等々

しかし、その場で「ハラスメントかも」と言われたら、一定程度の心理的なブレーキがかかるはずです。ハッと冷静になって、「言い過ぎてしまった。申し訳ない」「不適切な発言でした。申し訳ない」と、その場で発言を撤回して謝罪するかもしれません。もし、これが実現できたら最も効果的な対処法だと思いませんか？

とは言え、行為者が上司・先輩の場合、そっと耳打ちするのは勇気が必要で、簡単にできることではありません。

やはり大切なのは、組織の長（院長、理事長等）から、全職員に対してハラスメントへの対処方針を示すことです。組織の長が本気でこのルールを定着させようとしていると職員が信じれば、ルールは浸透するでしょう。

国の想定している9類型のハラスメントが、医療機関で頻発しているとは思えません。医療に携わる私達が目指すべきは、患者様から「ここはチームワークがいいね」と言っていただけるチーム作りです。チームのなかで

職員各位

青空病院　院長　青空澄夫

私達が目指しているのは、患者様から「ここはチームワークがいいね」と言っていただけるチームです。にもかかわらず、残念ながらハラスメントが発生します。当病院の最高責任者として、自らを戒める意味を込めて、下記のハラスメント対処ルールを作成しました。皆さんが主役となるルールです。職員各位のご理解とルール活用へのご協力をお願いします。

青空病院　ハラスメント対処ルール（耳打ちルール）

１．ハラスメントに該当すると感じたら、その場に居合わせた者は、行為者に対して、
「**○○さん、これハラスメントかもしれません**」と耳打ちする**権利と義務**がある。

※　当事者しかいない場合は、被害者は行為者に対して「（同上）」と言う**権利**がある、と読み替える。

※　どうしてもその場での耳打ちができない場合は、できるだけ速やかにハラスメント相談窓口に相談／連絡すること。

２．耳打ちされた行為者は、その行為をいったん止める**義務を負う**。

①自分の言動を振り返り、ハラスメントに該当すると自覚した場合は、速やかに発言の撤回と謝罪を行う。

②たとえハラスメントの自覚がなくとも、その言動を続けることは禁止する。

３．ハラスメント相談窓口

①連絡を受けた相談担当は、最優先で被害者と行為者からヒアリングを行い、ハラスメントに該当すると判断した場合は、発言の撤回と謝罪を指示する。（三者面談の場を設定）

②ヒアリングの結果、ハラスメントに該当しない場合でも、相談担当は行為者に対して適切なアドバイスをする。

以上

の役割、価値観や個性は違えども、お互いを認め、尊敬し合える仲間です。そういうチームではハラスメントは起きません。

「ハラスメント？　うちのチームには関係ないなぁ」。皆さんのチームがそうであることを切に願っております。

少し寄り道

患者様やご家族からのハラスメントについては、今回の法改正の対象に含まれませんでした。本書でも対象には含めませんでしたが、そもそも訪問看護師や病棟での看護師に対する身体的なセクハラは、刑法上の犯罪に該当すると思われるレベルのものも少なくありません。また、その違法性は患者であることによって、減免されるものではありません。

最近、煽り運転予防のため、車体の前後にドライブレコーダーを装着している車が増えました。乱暴な運転妨害への予防策として、効果を上げているように思います。近い将来、訪問看護師がカメラ付きのヘッドセットを付け、医師の指示を受けながら処置を行うようになるかもしれません。今すぐにでも導入できるほど、技術は進歩しています。

秘訣45　ハラスメント対策のキーマン

1. なんといっても組織の長（院長、理事長等）が本気になることが必須。
2. その次に、相談窓口の担当者が重要となる。
3. そして、すべてのメンバーが勇気をもつこと。

秘訣46　人間関係トラブルへの対処

1. ハラスメントの行為者に対して、その場に居合わせた人が「ハラスメントかも」と耳打ちする。
2. 全職員対象のハラスメント研修を催し、ハラスメントに該当する言動の提示と耳打ち対処の奨励を行う。

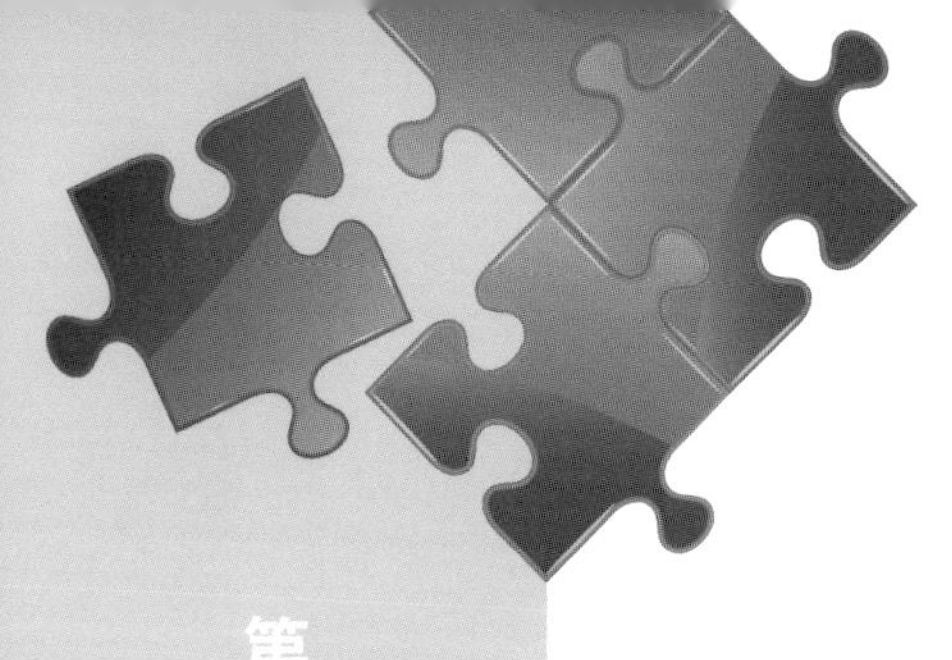

第7章

人事評価制度の構築方法

人事評価制度の目的は、チームへの貢献に応じて昇給・賞与・昇格にその評価を反映する、というものです。貢献の多い職員には多くの報酬を、少ない職員にはその貢献に見合った報酬を。当然の考え方だと思います。

しかし、医療機関は、様々な医療系資格者や資格者ではない助手・事務職等のチームの集合体です。資格・職種の違いによって、できる業務内容が異なります。そういう特性をもつ医療機関において、報酬（給与・賞与）を決めるための人事評価制度の構築は簡単ではありません。

例えば、看護師を評価する場合、看護師としての手技の確かさがひとつの評価軸（ものさし）となるでしょう。また、経験に基づく対処の正確さ、対患者様に与えるホスピタリティも「ものさし」かもしれません。医療事務職の場合は、接遇スキルと医事スキル（レセプト処理能力）が「ものさし」になりそうです。

職種ごとに評価制度を用意している医療機関も多いのではないでしょうか。評価する「ものさし」が職種ごとに異なるので、それも当然のことではあります。しかし、「ものさし」で測る対象を能力・スキルではなく、「チームへの貢献度」に置き換えると、ひとつの「ものさし」で測ることができるのです。

チームへの貢献とは

そもそも、チームへの貢献はどうやって評価すればよいのでしょうか？　人の評価はむずかしいものです。人には個性があり、それぞれ得意とすることは異なります。担当する仕事も同じとは限りませんし、経験量もまちまち。何から手をつければよいか、雲をつかむような話です。そこで、まず机上のシミュレーションをしてみましょう。

前提　各職種に10名以上のスタッフがいる中規模医療機関を想定。

※　医師は除外します。

まず、職種ごとに職員を「**新人**」「**中堅**」「**ベテラン**」「**管理職**」の**４つのグループに層別**します。本書をお読みの方が看護師であれば看護師のチームを、医療事務職の方は医事課のチームを想像して下さい。

「チームへの貢献度＝チーム全体の役割を果たすために、個々のチームメンバーが果たした貢献の度合い」と定義します。

チームへの貢献度の大きさで職員に順番をつけるとしたら、①管理職、②ベテラン、③中堅、④新人の順に並ぶことが多いのではないでしょうか。スキルや経験値に差があるので、こうなって当然です。多分、実際の給与水準もその差を反映して、①管理職、②ベテラン、③中堅、④新人の順になっているはずです。

図表23　グループごとに行う評価

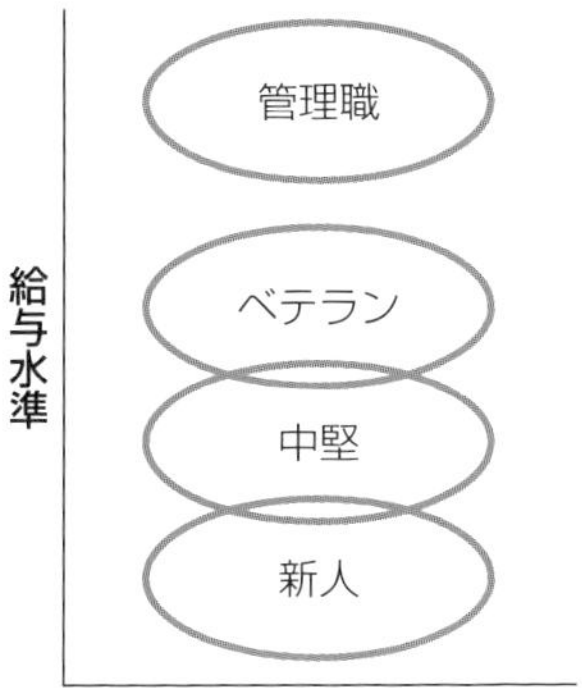

チームへの貢献度を評価するときは、チームメンバーをひとまとめに評価するのではなく、その４つのグループごとに行うことが大切です（**図表23**）。グループ内の**相対的評価**（**高い／普通／低い**）で考えて下さい。

そのグループ内で断トツの存在であるメンバーは「S評価」、他のメンバーよりも頑張っている人は「A評価」、平均的なメンバーは「B評価」、少々物足りないメンバーは「C評価」というように評価できると、メンバー自身の実感に近く、納得性が高まります。

次に、どんな人がチームへの貢献度が高いのか、を考えてみましょう（ご自身が所属しているチームを頭に浮かべながら考えてみて下さい）。

〈例　チームメンバーに対するリーダーのコメント〉

Aさん　仕事は早く持続力もあるが、正確性に欠ける。
Bさん　仕事は正確で高いレベルだが、持続力に欠ける。
Cさん　仕事は正確で量もこなすが、決められたことしかやらず、新しい仕事を拒むことが多い。
Dさん　仕事は正確で量もこなす。突発的な業務についても積極的に取り組んでくれる。

職種によって仕事の内容は異なりますが、**どの仕事にも質・量という側面**があります。看護師さんであれば、採血などの手技の上手さ、患者の状態を正しく把握した対応の上手さ、判断の正確さ、処置全般についての知識の広さと深さなどが質的な要素でしょう。量的な要素としては、テキパキとこなすスピード、時間を無駄なく使う効率の良さ、そして仕事をし続ける継続力（体力と根気）――等。

さて、AさんとBさんを比べた場合、チームへの貢献度はどちらが大きいと考えますか？

右記だけでは判断できませんが、「チームへの貢献」を考える際、質と量の両面で考えることが重要だということをご理解いただきたいのです。

Aさんは仕事が早く持続力ある＝アウトプットの「量」は多いと言えます。しかし、正確性に欠けるため、アウトプットの「質」に難点ありです。

Bさんは仕事は正確で高いレベルなのでアウトプットの「質」は高いのですが、持続力に欠けるためアウトプットの「量」に難点があります。

Aさん、Bさん、それぞれに特徴があり、どちらが優れているとは言えませんが、リーダーの考え方や好みによって評価が決まりがちです。

CさんとDさんとではどうでしょう？
Cさん　自分の役割を限定し、積極性に欠ける。
Dさん　メンバーシップを発揮し、新しい業務にもチャレンジしている。

CさんとDさんは、仕事の質・量ともに高い水準にありますが、「チームのために」というメンバーシップや積極性の面でかなり差がありそうです。いざという時、どちらが頼りになるでしょうか。

つまり、質・量だけではなく、チームのために新しい仕事を引き受ける**メンバーシップや積極性（以下、「取組み姿勢」と呼ぶ）**も「チームへの貢献」の大きな要素と考えることができそうです。仕事の「質の高さ」、「量の多さ」、「取組み姿勢」という3つの要素で右記の4人のチーム貢献度を考えてみます。

3つの要素を直方体の縦・横・高さに置き換えてみると、図表24のようになります。この体積（質×量×取組み姿勢）がチームへの貢献の大きさと考えてみましょう。

図表 24　チームへの貢献度

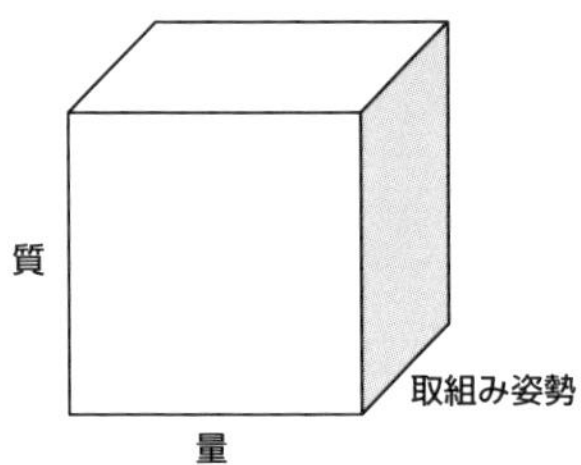

質	仕事の正確性、熟練度、手技の確かさ
量	スピード、持続力、体力
取組み姿勢	向上心、積極性、メンバーシップ

〈A：量は多いが質にバラツキがありミスが多い〉

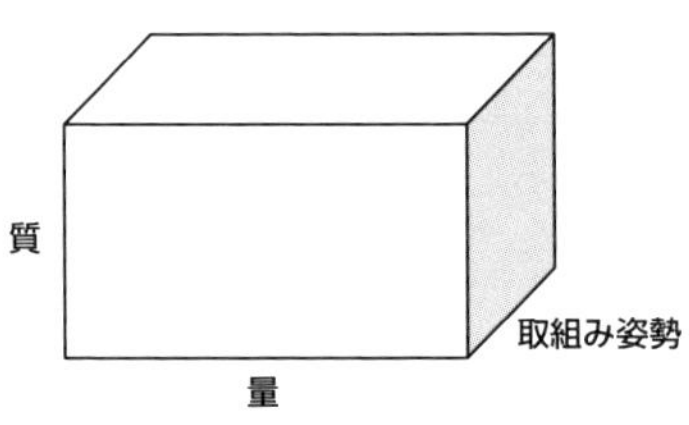

〈B：質は高いが継続できず量が少ない〉

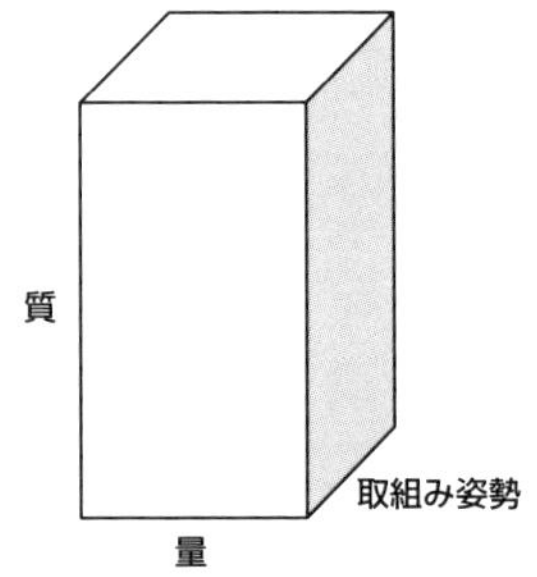

〈C：自分の役割を限定し、積極性に欠ける〉

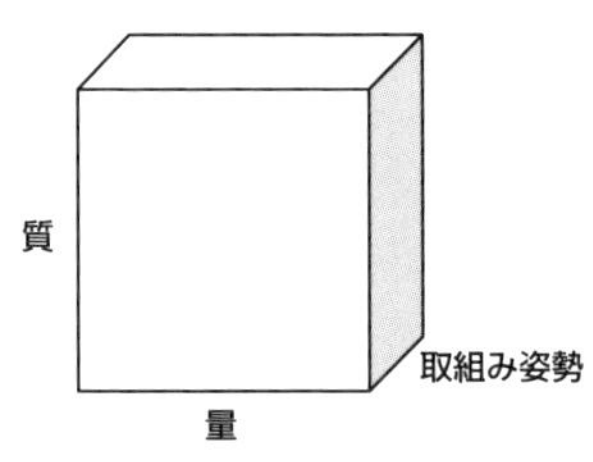

〈D：向上心を持ち、仕事の幅を拡大している〉

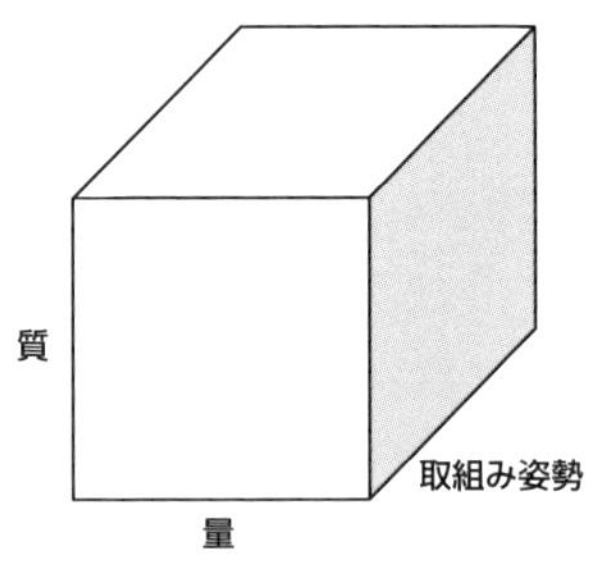

Aさんと Bさんの特徴は異なりますが、質×量の長方形の**面積**は同じですから、同じ程度と評価することができます。さらに、取組み姿勢を同程度と仮定したら、チームへの貢献度＝質×量×取組み姿勢の**体積**は等しいと評価することができます。

CさんとDさんは、普段は差を感じませんが、突発的な出来事や、他のメンバーにフォローが必要なことが起こった際は、かなり行動に差があるはずです。Dさんは、チームが役割を果たすための重要な存在です。

人にはそれぞれ個性があり、チームへの貢献の仕方も多種多様。チームリーダーとしてメンバーを評価する際、一面だけを重視するのではなく、**質×量×取組み姿勢**の３つの要素で考えることで複眼的な評価ができるようになります。

2 具体的な構築手順

病院・中規模以上のクリニックを想定して、実際に制度構築する際の手順をご説明致します。

手順１　職種ごとのリーダーと人材育成ミーティング……どんなスタッフを評価したい？（努力に報いたい？）
手順２　全職種共通の評価軸（ものさし）を決定
手順３　全職種を含める共通の職員等級制度を構築……小規模クリニックでは割愛可能

秘訣47　チーム貢献度の考え方

1 チームへの貢献の大きさ＝質×量×取組姿勢

手順４　手順３で作成した等級制度に全職員を当てはめ
手順５　評価結果（例：ＳＡＢＣＤ）の分布基準（例：10％－20％－40％－20％－10％）を設定
手順６　評価のものさしを使い、実際に評価結果（例：ＳＡＢＣＤ）を出す手順（計算式等）の設計
手順７　評価者に概要を説明し、試行を実施
手順８　全職員への説明会
手順９　正式導入

※一般的な手順であるため説明は割愛します。

手順①　職種毎のリーダーと人材育成ミーティング……どんなスタッフを評価したい？（努力に報いたい？）

制度設計に当たっては、各職種のリーダーの皆さんと、どういうメンバーに、どのように報いたいかについて議論を重ねること（人材育成ミーティングの実施）をお勧めします。安心して仕事を任せられる人、目立たない存在だけど他の人が嫌がる仕事も黙ってやってくれる人には報いたい。逆に、スキルは高いのに職場でよく問題を起こす人、よく当日休みをする人などは高く評価したくないなど、実際にメンバーの名前を挙げながら、仕事の成果や努力への報い方について意見を出し合って下さい。

筆者がよく行うのは、事前に名前を書いたカードを用意し、リーダーに次の作業を行っていただくやり方です。

①評価したい（努力に報いたい、頼りになる、給与を上げてあげたい等）順番に名前カードを並べて下さい。

②１番と２番との差は何ですか？　２番と３番の差は何ですか？　３番と４番とは？　ラストの人は何が問題？
↓順番をつけるには、必ず理由があるはずです。何が大切だと思っているか、無意識の価値観を知ることができます。
③メンバーを管理職／ベテラン／中堅／新人の４グループに分けて、もう一度カードを並べて下さい。
↓勤続年数と時給を参考にして事前にグループ分けをしておくとよいでしょう。

何度か議論を重ねていくと、どんな職員を高く評価したいかが、だんだん明確になっていきます。そのタイミングで、「チームへの貢献度＝質×量×取組み姿勢」の考え方を説明すると、理解を得やすいです。後から気づいたのですが、**取組み姿勢＝「心」、質＝「技」、量＝「体」**。つまり、心技体の３つの軸で考えることと同じことになるため、理解を得られやすいのではないかと思っています。

手順②　全職種共通の評価軸（ものさし）を決定

手順１でしっかり議論をしておけば、評価軸は決まったようなものです。ここで行うことは、職種ごとに、「質」「量」を表すキーワードを見つけることです。

全般的には、

- 質が高い＝仕事が正確、熟練度が高い、手技が上手、難易度の高い業務を担当できる　など。
- 量が多い＝仕事が早い、継続力がある、休まない、体力がある、根気強い　など。

医療機関によって、職種によって、質と量で着目するポイントは異なるでしょう。職種ごとに、難易度の高い

秘訣48 人材育成ミーティングの重要性

1. 職種ごとのリーダーとどんな人を評価したいかを議論し、無意識下の価値観を知ることができる。
2. 現場のキーマンに、質・量・取組姿勢の考え方を理解してもらい、評価のバラツキを最小化させる。

秘訣49 職員等級制度を導入するメリット

1. 人事評価を行う際の単位となるグループが明確になる。
2. 職員自身が昇格のイメージを描きやすくなる。
3. チームへの貢献と報酬のバランスをチェックしやすくなる（等級に対して給与が高すぎる／低すぎる――等）。

業務や、量の多さを表す例をピックアップしておくと、評価者・被評価者の双方にわかりやすくなります。

手順③ 全職種（医師除く）を含める共通の職員等級制度を構築……小規模クリニックでは割愛可能

図表25の職員等級制度のモデルは、病院～大規模クリニック～中規模クリニックのいずれにも適用できるものです。小規模クリニックでも、該当者がいない等級が生じるだけで適用は可能です。

仕組みは簡単です。

・**横**　大きく事務職系（事務、助手）と資格職系（国家資格者）に分類。

・**縦**　管理職層で3つ、スタッフ層で3つの計6層に分類。

・管理職層は、マネジメント系とエキスパート系の2系列に分ける。

病院をイメージすると、事務長＝M3、医事課長＝M1、看護師長、技師長＝P5、という感じです。

エキスパート（専門職）は、組織の長ではないが、高い専門性（知識／経験等）を有した方を処遇するものです。

図表 25　職員等階級制度のモデル

	事務職系		資格職系		
管理職系	E3	M3	(M3)	P6	
	E2	M2	(M2)	P5	
	E1	M1	(M1)	P4	
スタッフ層	S3		P3		←ベテラン
	S2		P2		←中堅
	S1		P1		←新人

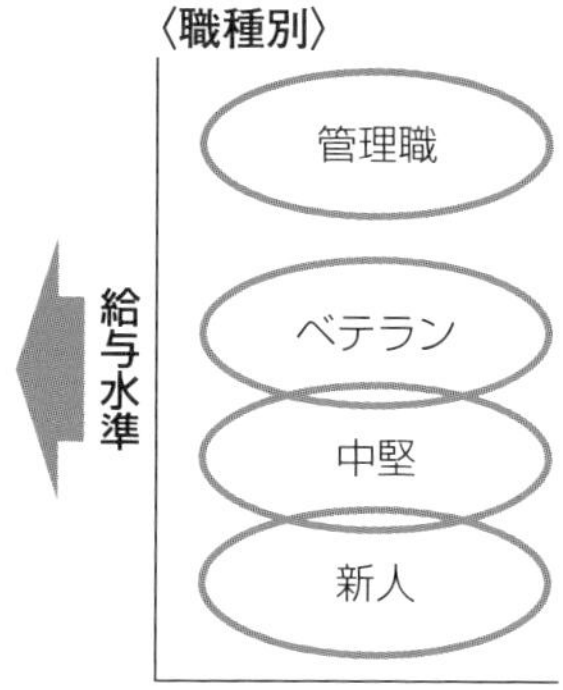

P　：プロフェッショナル
S　：スタッフ
E　：エキスパート（専門職）
M　：マネジメント
(M)：資格職系の役職者。実際は P4 ～6

〈職種別〉
給与水準
管理職
ベテラン
中堅
新人

職種ごとに給与水準は異なります。等級が同一であれば全職種の給与水準が一緒ということではありません。

職員等級制度を作る目的は、

①人事評価を行う際の単位となるグループを明確にする。

②職員自身が昇格（等級アップ）のイメージを描きやすくなる。

の２点です。

各等級の職員に求める期待（期待役割）を文章で表現すると、職員にとっても理解しやすくなります。

手順④　手順３で作成した等級制度に全職員を当てはめる

現在の役職・勤続・年収水準を参考にして、各職員に等級を付与していきます。この作業は人事部門が行うことになると思います。管理者とリーダーがそれぞれに職種ごとの等級付与（案）を作成し、お互いのリーダーのイメージと一致しているかを確認するとよいでしょう。

まれに、現在の役割や成果と比べて、極端に給与が高かったり、低かったりするケースが出ます（古参職員や最近入職した実力のある職員などでこの現象が起こりやすい）。その

図表 26　職員等級別の期待役割定義（サンプル）

<table>
<tr><th></th><th colspan="4">事務職系</th><th colspan="4">資格職系</th><th></th></tr>
<tr><td rowspan="3">管理職層</td><td>E3</td><td rowspan="3">◎部署（広義）の特定分野について高い専門性を有し、当該領域については当法人を代表できるレベル。
※　専門スキルの高さを考慮して、E1・E2・E3 の判定を行う。</td><td>M3</td><td rowspan="2">◎当法人における担当機能の総責任者として、部署マネジメントのみならず、当法人全体をリードできるレベル。
※　担当する部署（機能）の役割の大きさ・困難度、本人のマネジメントスキル等を考慮して、M2・M3 の判定を行う。</td><td>(M3)</td><td rowspan="2">◎当法人における担当機能の総責任者として、部署マネジメントのみならず、当法人全体をリードできるレベル。
※　担当する部署（機能）の役割の大きさ・困難度、本人のマネジメントスキル等を考慮して、P5・P6 の判定を行う。</td><td>P6</td><td rowspan="2">◎専門スキル（知識・技量）の高さ、当法人の専門スキル向上の牽引役としての役割の大きさ等を総合的に判断して P5・P6 の判定を行う。</td><td>P5</td></tr>
<tr><td>E2</td><td>M2</td><td>(M2)</td><td>P5</td><td>P4</td></tr>
<tr><td>E1</td><td>M1</td><td>◎部署長として、部署のマネジメントを担えるレベル。</td><td>(M1)</td><td>◎部署（職種単位のチーム等）の長として、部署全体のマネジメントを担えるレベル。</td><td>P4</td><td>◎高い専門性を有し、当該領域については当法人を代表できるレベル。</td><td>P3</td></tr>
<tr><td rowspan="3">スタッフ層</td><td>S3</td><td>◎′マネジメントは担当しないが、高い専門知識・スキルを有し、実務面で部署をリードできるレベル。</td><td colspan="2">◎部署業務のほぼ全般を経験し、限定的ではあるが、上長からの包括的指示に基づいて上長の代行を担えるレベル。
○マネージャーを担当</td><td>P3</td><td colspan="2">◎′部署（職種単位のチーム等）のマネジメントを部分的に担える。
○副師長、副技師長を担当</td><td>◎高い専門スキル（知識・技量）を有し、専門スキル面で部署（職種単位のチーム等）をリードできるレベル。</td><td rowspan="2">P2</td></tr>
<tr><td>S2</td><td colspan="3">◎部署業務の全てではないが、重要な特定業務については、上長からの包括的指示に基づいて、独力にて遂行できるレベル。
◎新入職員者のトレーナーを担える。
○班長／副班長を担当
○マルチ経験（医事・助手・本部等）</td><td>P2</td><td colspan="3">◎当法人での業務遂行ルールを熟知し、担当領域については、ほぼ全ての業務を独力にて遂行できるレベル。
◎担当する専門業務において的確な判断と行動を行えるレベル。
◎新入職員者のトレーナーを担える。
○看護主任／リハリーダーを担当</td></tr>
<tr><td>S1</td><td colspan="3">◎上長や先輩の指導・指示を受けながら、定められた担当業務をほぼ独力にて遂行できるレベル。</td><td>P1</td><td colspan="3">◎医療系資格取得者として一定期間の実務経験を有しているが、当法人における実務ルール（約束事・手順等）習得中のレベル。</td><td>P1</td></tr>
</table>

凡例：◎＝必須、 ◎′＝代替（必須事項の代替となるもの）、○＝推奨

場合は、経営トップと協議して該当職員の今後の処遇を検討していくことになります。

手順⑤ 評価結果の分布基準の設定

職員等級制度の付与が完了したら、評価を行う際のグループが決まります。

そのグループのなかで、**特に頑張っている（貢献度の高い）職員**を高く評価して、その努力に報いたい、というのが人事評価の目的です。

具体的にどんな人が「Ｓ評価」なのか？　総合評価ごとのイメージは**図表27**のとおりです。

例えば、経験量・技量水準・給与水準が近い「等級Ｐ３」の看護師グループが10名いるとします。

この10名をチームへの貢献度に応じて評価しＳ10％、Ａ20％、Ｂ40％、Ｃ20％、Ｄ10％の比率になるよう適用すると、Ｓ＝１名、Ａ＝２名、Ｂ＝４名、Ｄ＝２名、Ｅ＝１名となります。

一定人数のグループやチームで評価を行うと、だいたいこのような分布になります。厳密に分布基準を守る必要はありませ

図表 27　総合評価イメージ

S	・すぐにでも上位等級への昇格がふさわしいほどの、能力・意欲・貢献度である（**上位等級者と遜色なし**）。 または ・上位等級への昇格のためには、もう少し経験が必要だが、直近の意欲・貢献度は抜群である。
A	・Ｓレベルとまでは言えないが、**同一等級者のなか**では貢献度が高いと言える。
B	・**同一等級者のなか**では、標準的な職員。しっかり貢献はしているが、質（スキルの高さを含む）・量・意欲のいずれかで物足りなさがある。 または ・直近入職者のため、今回は評価不能。
C	・能力・意欲・貢献度（心技体）のいずれかの部分に課題があり、チームに迷惑をかけることがある。
D	・能力・意欲・貢献度（心技体）のいずれかの部分に大きな課題があり、チームに多大な迷惑をかけることがある。 または ・意欲の低下等により、**下位等級レベル**の役割しか果たせていない。

んが、部下可愛さのあまり、全員にSをつけるリーダーもいるので、目安となる分布基準は必要です。

手順⑥　評価のものさしを使い、実際に評価結果（例　SABCD）を出す（計算式等）

本章の冒頭で、「チームへの貢献の大きさ＝質×量×取組み姿勢」という計算式をご紹介しました。考え方はそのとおりですが、実際に人事評価制度で使用する場合は、次の計算式をお勧めします。

数式　評価点合計　＝　質（3・2・1）×　量（3・2・1）＋　期待役割遂行度（6・4・3・2・1）

このようにすると、質・量・期待役割遂行度の3つの評価要素で判定した結果（合計点）を総合評価（SABCD）に変換することができます。

実際に人事評価制度を導入する際は、評価者（管理職、リーダー）が評価をする際の目安を準備する必要があります。これは、その職場に応じたものであることが望ましいのですが、汎用的に使える例をご紹介します。

〈質・量〉

図表29のとおり、その評価グループで平均的な職員を「中（2点）」とし、高レベルの職員を「高（3点）」、低レベルの職員を「低（1点）」としています。

もっと細かく（例えば5段階に）分けることもできると思いますが、筆者の経験では3段階で問題なく運用できます。

医療機関によっては、質・量の評価の重みづけを変えたほうが現実とマッチすることもあるでしょう。

（例）質（3・2・1）、量（5・4・3・2・1）のように量に重きを置く。

モデルとなる職員を何名か選定して、いろいろとシミュレーションをしてみれば、あなたの職場にフィットするものが見つかるはずです。

〈期待役割遂行度（取組み姿勢）〉

同一等級のなかでの相対的位置を点数化しています。

期待役割とは、手順３でご説明した「職員等級別の期待役割定義」

図表 28　総合評価算出方法

貢献度（成果）	仕事の質	正確さ、丁寧さ、手際の良さ、難易度の高いタスクの処理能力、最後までやり抜くハートの強さ	３段階評価 ３・２・１	①
	仕事の量	単位時間（１日、１時間）当たりでこなす仕事量の多さ、スピード、手を抜かない仕事への誠実さ	３段階評価 ３・２・１	②
発揮能力	期待役割遂行度	現等級にふさわしいレベル（能力・意欲・責任感等）で業務を遂行しているか。	５段階評価 ６・４・３・２・１	③
合計点	計算式＝(①×②)＋③ 最大値＝(3×3)＋6＝15 標準値＝(2×2)＋3＝7 最小値＝(1×1)＋1＝2			
総合評価	S：13 以上 A：10 〜 13 未満 B：7 〜 10 未満 C：4 〜 7 未満 D：4 未満			

図表 29　質・量の判断基準

	キーワード（評価の観点）	高（3点）	中（2点）	低（1点）
質	・専門領域でのスキルの高さ ・適切な判断、対応 ・正確さ ・難易度の高い業務の処理能力 ・最後までやり抜くハートの強さ	現等級の他職員と比較し、常に高いレベルを維持している。	全体的な仕事の質は高いが、得意不得意や繁忙度によって一部ムラがある。（現等級の平均レベル）	現等級の他職員と比較し、総合的な「質」はかなり物足りない。
量	・手際の良さ ・スピード ・手を抜かない誠実さ ・忍耐力（継続する力） ・バイタリティ	現等級の他職員と比較し、常に高いレベルを維持している。	全体的な仕事の量は高い（多い）が、得意不得意や繁忙度によって一部ムラがある。（現等級の平均レベル）	現等級の他職員と比較し、総合的な「量」はかなり物足りない。

のことです。

点数は5段階評価（6・4・3・2・1）とします。

これも実際に判断をする際には迷う可能性がありますので、汎用で使える判断例をご紹介します。

このような「判断基準」や「判断例」を準備しておくと、評価者もよりイメージしやすくなります。

〈評価表のサンプル〉

評価者が書き込む評価表のサンプルもご紹介します。

このように、「**質×量×取組み姿勢**」での評価方法の最大のメリットは、職種を問わず共通の基準で評価が行えることです。評価の視点を共有することは、とても大切です。人の評価は簡単ではなく、評価する人の価値観がかなり影響します。評価のバラツキは必ず生じますが、

図表30　期待役割遂行度の判定基準

点	判定基準
6	現等級ではトップクラスの存在で、部分的には上位等級の期待役割も充足している。
4	現等級に求められる期待役割を充足しており、現等級の他職員を比較しても上位に位置づけられる。
3	現等級に求められる期待役割（役割・能力・意欲・責任感等）を概ね充足している。
3	未確認のため判断できない。（直近の入職者または異動者）
2	現等級に求められる期待役割を果たせていない部分がある。
1	下位等級レベルである。

図表31　判断例

	内　容	判断例
例1	現在、看護主任であるが意識は高く、既に看護副師長の目線で行動できている。	6または4
例2	専門分野におけるスキルUPに意欲的に取り組んでおり、成長著しい。上位等級の平均的な職員と比較しても遜色ないレベルに近づいている。	6または4
例3	現等級では平均的な職員である。上位等級に昇格するためには、専門スキルやマネジメントスキルをさらに高める必要がある。	3
例4	専門スキルは現等級の平均的職員レベルであるが、意欲が低下しており、業務に前向きに取り組めていない。	2または1

視点を共有することで、そのバラツキを最小化することが可能です。

3 実際に評価をする際の留意点

人の価値観は様々で、評価の際にもその価値観が影響してしまいます。それ自体が悪いわけではありませんが、公平に評価をするという観点で気をつけるべきことがあります。一般的に評価者が陥りやすい傾向を**図表33**にまとめました。評価の前後に一読していただき、自分の評価に「評価誤差」が出ていないかを確認してみましょう。

4 人事評価制度のまとめ

新しい人事評価制度を構築するために必要な最低限の部品はご提供できたと思います。制度の骨格はそのままご利用いただいて、法人の方針にフィットしたものにアレンジしていただければと思います。

図表32　貢献度評価　評価表の例

評価グループ	医事（○○クリニック）					①×	②	③		
						貢献度（成果）		能力	評価点合計	総合評価
No.	等級	職員ID	氏名	所属	職員区分	仕事の質の高さ	仕事の量の多さ	期待役割達成度		
1	ベテラン					3	2	4	10	A
2	ベテラン					2	2	3	7	B
3	中堅					3	3	3	12	A
4	中堅					2	2	2	6	C
5	中堅					2	1	1	3	D
6	中堅					3	3	6	15	S
7	新人					3	2	4	10	A
8	新人					2	2	3	7	B

図表 33　評価誤差……人事評価時に陥りやすい傾向

評価誤差パターン	説明
ハロー効果 ※ハローとは仏様の後光のこと	ハロー効果とは、優れた点（悪い点）を１つ発見すると、他の全ての面も優れている（悪い）ように判断してしまう誤りのこと。 〈例〉・あばたもえくぼ（全てよく見える） ・坊主憎けりゃ袈裟まで憎い（全て悪く見える）
中心化傾向 （差をつけない）	評価が中心に寄ってしまう傾向のこと。 〈例〉・差をつけたくない、自信がない ・評価対象者の仕事内容を見ていない（観察不足） ・評価の仕組みをよく理解していない
寛大化傾向 （評価が甘くなる）	評価が全体的に甘くなる傾向のこと。 〈例〉・評価対象者の業務内容をよくわかっていない場合 ・評価対象者からよく思われたい、嫌われたくない
厳格化傾向 （評価が辛くなる）	評価が全体的に辛くなる傾向のこと。 〈例〉・評価対象者の業務内容に精通している（アラが見えすぎる） ・評価者自身の能力が高く、自分を基準にして評価 ・自他ともに認める有能なリーダーが陥りやすい傾向
ステレオタイプ （先入観、思い込み）	本人自身ではなく、本人の属性（出身・学歴等）などに基づき、思い込みで判断する傾向のこと。 〈例〉・高学歴＝仕事ができる、という思い込み ・体育会系出身者＝ストレス耐性が強い、という思い込み

例えば、勤怠を重視したいのなら、「チームへ貢献＝質×量＋期待役割遂行度＋勤怠加点」というように、勤怠加点（評価要素）を追加し、総合評価の点数範囲を調整することも可能です。

また、職員等級制度は組織の規模に応じて階層を増減してよいと思います。例えば一般職員の給与水準にかなりの幅がある場合は、3層ではなく4層に区分するといった具合です。ポイントは、給与水準が同レベル（範囲内）のグループであること。給与の高い職員の貢献度が大きいのは当たり前なので、給与に差がある職員と同じ土俵で比べるのは不合理、ということです。

質・量・取組み姿勢で評価すると、評価結果を本人にフィードバックしやすいというメリットがあります。なぜ自分の総合評価はCなのか、という疑問に対して、質・量・取組み姿勢のいずれかに物足りなさがあることを説明できるはずです。褒めたいところ、改善を促したいところ、試しに何かを思い浮かべて下さい。きっと、質・量・取組み姿勢のどれかに該当するはずです。

秘訣50　人事評価制度の設計思想

1 評価の誤差を小さくし、発揮された能力とチームへの実質的な貢献を公平に評価する。

筆者はこれまで、人事担当としてたくさんの社員・職員を見てきました。いまだに不思議なのは、いわゆる能力の高いと思われる人が、必ずしも貢献度大ではないことです。喋らせたら気の利いたことを言うのに、実際の仕事ぶりは別人。口は動くが身体は動かない人がいます。逆に、一見地味で不器用そうだけど、チームのために努力を惜しまない人がいます。だいたい、後者のほうが貢献度大です。筆者が質・量・取組み姿勢にこだわる理由は、このような経験にあります。

本章でご紹介した人事評価制度の根底にある考え方は、「発揮されない能力ではなく、発揮された能力とチームへの実質的な貢献を評価するほうが公平だ」です。ご提案した人事評価制度を叩き台として活用いただき、良いチーム育成に役立つ、皆さんのチームにフィットする人事評価制度を構築されることを願っております。

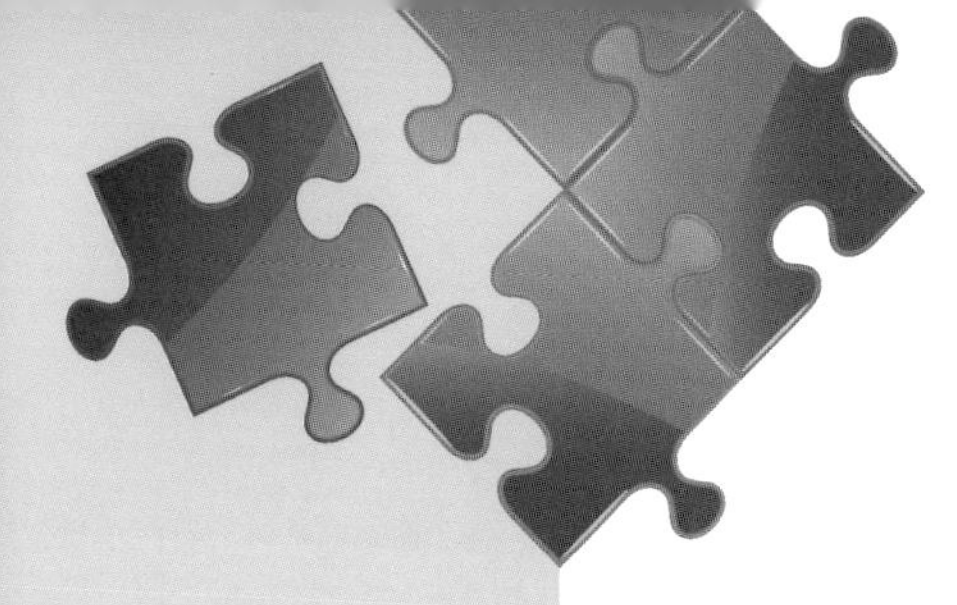

最終章

「ここはチームワークがいいね！　見ていて気持ちがいいよ」と患者から言っていただけるチームを創り上げる。そのお手伝いをしたい、というのが本書執筆の動機でした。

筆者が一緒に仕事をさせていただいた医療人の皆さんは、ほぼ例外なく優しい方です。医療を一生の仕事として選択されていることからも、それはわかります。しかし、その優しさゆえにチームの統一性に乱れが生じたり、問題への対応が遅れてしまう、というケースに何度も遭遇しました。

誰から教わることもなく、自力で立派にリーダーの役目を果たしている方も沢山いらっしゃいます。例えば幼い頃から長女／長男として弟妹達の面倒を見てきた方や、クラブ活動等でリーダーを経験してきた方は、社会人デビューの前に、すでにリーダーとしての心構えをもっているように思います。本書冒頭の「チームリーダーの心構え」でも述べたとおり、「心構え」さえしっかりもてれば何とかなります。

しかし、**それぞれの職種としてプロであることと、チームを適切に運用することとは別で、必要とされるスキル・知識が違います**。どうすれば、誰もが適切な対応ができるようになるか。あれこれ試行錯誤した結果が本書です。

・問題への対処方法を知っているのと知らないのでは大違い。
・知っているだけではだめで、考え方を理解（保有）していることが大切。

つまり、「ノウハウ（知識）」と「問題対処の考え方」の両方が必要、と考えるようになりました。

本書をお読みいただいた皆さんは、「職場の人間関係」「育成」「接遇」「管理」のテーマについて多くのノウハウと、問題対処の考え方をご理解いただいたと思います。すべて、筆者が問題解決や悩める職員へのアドバイスとして実際に使っているものです。使えることは保証しますが、ベストとは申しません。ケースバイケースで、もっと適切な考え方や方法はあるはずです。

まずは、使ってみていただきたいのです。使うことで、そのノウハウと考え方は皆さんの血となり肉となります。さらに、皆さんにとって、もっとしっくりくる考え方やノウハウが生まれてくるはずです。

プロとしての固有技術を磨くと共に、是非チームリーダーとしての技術も磨いて下さい。それがチーム全体のレベルアップにつながり、結果的に患者サービスの向上につながります。

皆さんのチームが、「ここはチームワークがいいね！　見ていて気持ちがいいよ」と言ってもらえる日が必ず来ると信じています。皆さんの益々のご活躍をお祈り申し上げます。

あとがき

本書にご興味をもっていただいたことに、心から感謝申し上げます。

人事担当として約40年。メーカー、ベンチャー企業、人材派遣業、特例子会社、商社、ＩＴ系企業、そして医療機関。様々な業種の様々な職種の方と一緒に働いてきました。その間、たくさんのことを先輩や書籍から教わりました。本書は、私が多くの人から教えていただいたことが土台になっています。

教えていただいた知恵と、自分が実際に経験して得たものを、なんとか皆様と共有したい。その思いがエネルギーとなって、本書を上梓することにつながりました。今まで私と関わっていただいたすべての方に感謝申し上げます。

本書で取り上げたケースは、すべてオリジナルのフィクションですが、似たような実体験に基づいて作成しましたので、皆様にも似たご経験があるのでは、と思います。人間関係トラブルがいかに人を疲れさせ、チームの生産性に大きな悪影響を与えるかを人事担当として見てきました。どうしたら防げるか、早く解決できるか。私なりのアイデア、工夫、実践してきたことを本書に盛り込んだつもりです。ご批判もあろうかと思いますが、皆様の「考えるヒント」になれば、こんなに嬉しいことはありません。

まったく無名の一社会人に執筆のチャンスを下さった医学通信社様、特に副編集長の佐伯真理様に心から御礼申し上げます。

子供の頃に、母から教わった言葉があります。

本書を書き終えて振り返ってみると、私の人事担当としての根っこにある考え方は、この言葉にあるような気がします。気恥ずかしくて口に出すことはありませんが、私にとっては大切な言葉です。最後にご紹介して、皆様への謝辞とさせていただきます。


人間関係は鏡のようなもの。

自分がイライラしていると、鏡には不機嫌な人が写っている。

その姿は、他の人が見るあなたの姿。

その姿を見る人が気分良いわけはなく、当然不機嫌になる。

その姿を見て、ますますあなたは不機嫌になる。

不機嫌そうにしている人を見たら、まず自分が不機嫌そうにしていないかと、我が身を振り返る。

笑顔は笑顔を呼ぶ。

不機嫌は不機嫌を呼ぶ。

それが人間関係。

山梨県道志村　CSD2.0　にて

令和３年７月７日

鷲見　達郎

鷲見　達郎（すみ　たつろう）
医療人事コンサルタント
sumi@biz.nifty.jp

＊定価は裏表紙に
表示してあります

病院＆クリニック
リーダー心得＆チームマネジメント術
医療機関の管理職・リーダーが知っておくべき50の秘訣

2021年9月6日　第1版第1刷発行

著　者　鷲見　達郎
発行者　小野　　章
発行所　医学通信社
〒101-0051　東京都千代田区神田神保町2-6　十歩ビル
TEL 03-3512-0251（代表）
FAX 03-3512-0250（注文）

https://www.igakutushin.co.jp/
※弊社発行書籍の内容に関する追加情報・訂正等を掲載しています。

装丁デザイン：荒井美樹
イラスト：松永えりか
印刷・製本：音羽印刷株式会社

ISBN978-4-87058-819-6

新刊　50のケーススタディで学ぶ　（2019年2月刊）

患者接遇パーフェクト・レッスン

——患者応対マナーのランクアップ教本

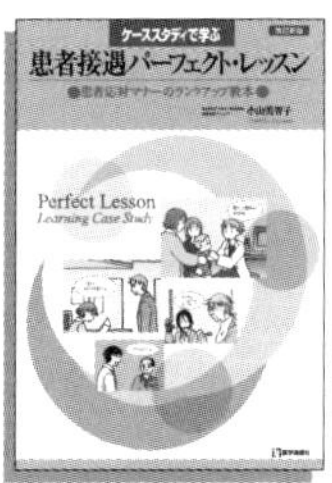

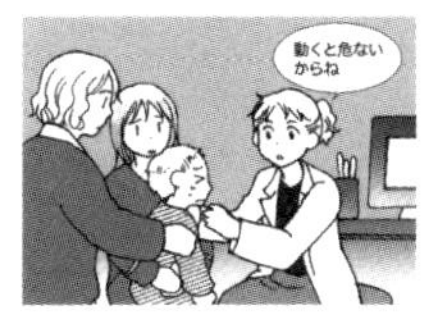

■小佐野美智子（C-plan代表）著
■B5判／134頁，■2色刷
■価格：1,800円（＋税）

医療人の基本マナーから現場での実践対応スキルまで，患者接遇の全要点を１冊に凝縮したレッスン書!!
　実際の50のケーススタディで，具体的かつ即戦的スキルがマスターできます!!

★**病院・クリニックの全職種（看護師・事務職員・医師等）**に向けた患者接遇入門マニュアル。

★最新の知見，現場の変化等に応じて全面的に見直し，**「患者・職員のタイプ別接遇術」**の章を新たに設けた新版!!　**ケーススタディも新たに加えて50事例**とし，大幅にバージョンアップ!!

★「第１章」では，**「社会人としてのマナー」（言葉遣い，挨拶，電話応対など）**，**「医療者としての接遇」（接遇のプロとしての表情・言葉遣い・態度など）**を医療職種別・患者別に解説。

★「第２章」では，**50の「ケーススタディ」（窓口・会計・臨床・病棟，子供・高齢者・障害者の事例など）**を，イラストを交えた対応・セリフ・態度の**「悪例」「好例」**で示し，接遇の要点を明快解説。

★「第３章」では，**病院・クリニックのための「スタッフ教育」の要諦とノウハウ**も解説しています。

★まさに，**患者接遇のすべての要点を１冊に凝縮させたレッスン書の決定版!!**　院内研修テキストとして，専門学校等での**接遇教本**として，医療者自らのスキルアップの書として，最適の１冊です!!

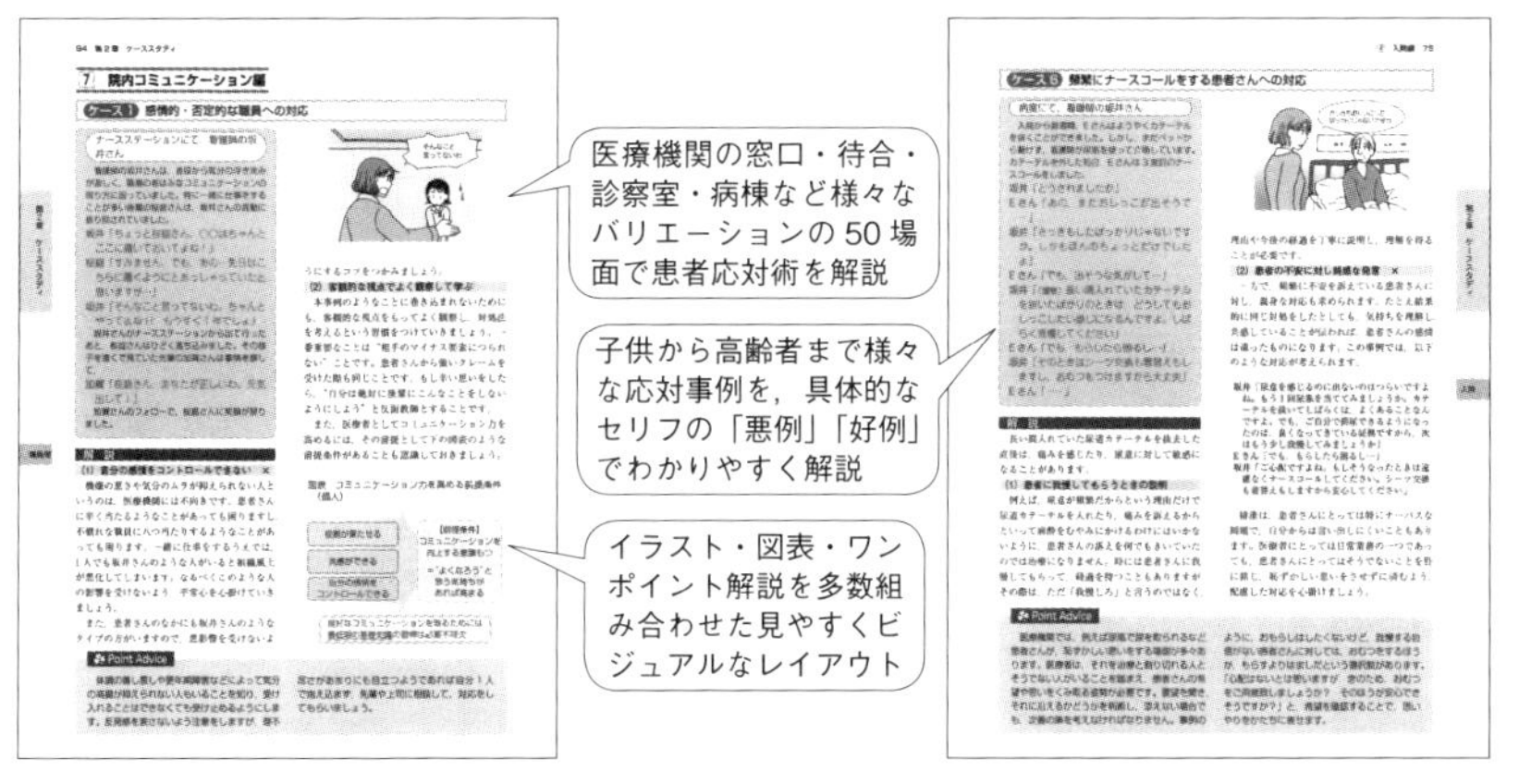

【ご注文方法】①HP・ハガキ・FAX・電話等でご注文下さい。②振込用紙同封で書籍をお送りします（料金後払い）。③または書店にてご注文下さい。

〒101-0051 東京都千代田区神田神保町2-6 十歩ビル
tel.03-3512-0251　fax.03-3512-0250
ホームページ https://www.igakutushin.co.jp
医学通信社